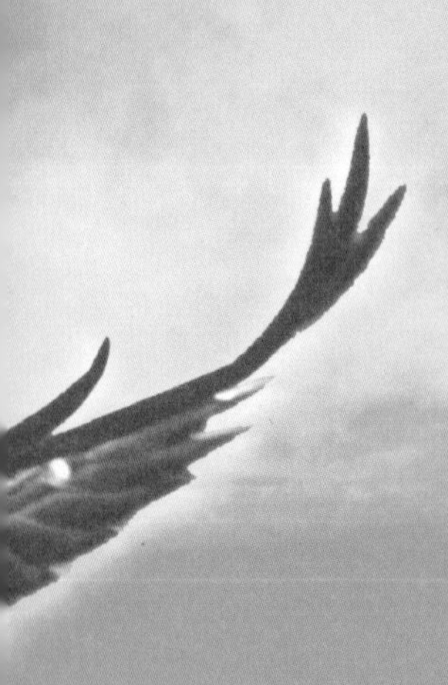

大展好書　好書大展

品嘗好書　冠群可期

大展好書　好書大展

品嘗好書　冠群可期

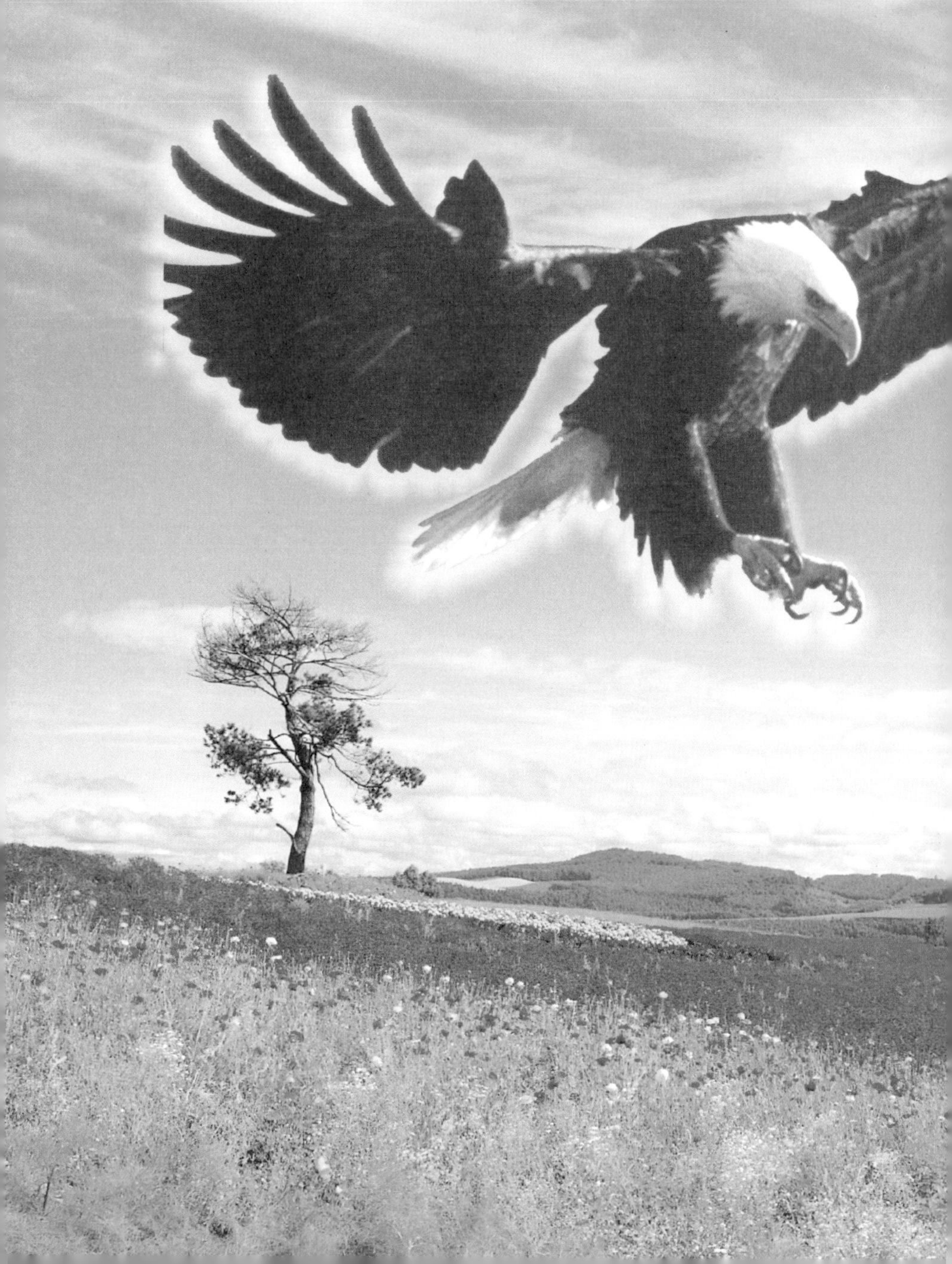

休閒保健叢書 5

頭部穴道保健術

柯富陽　主編

品冠文化出版社

序言

——從腦活性化至治療禿頭效果俱佳的頭部療法

據說，最近不是疾病的疾病很盛行，例如：身體感覺不適，頭腦不清晰，容易感到疲勞等等的理由而到醫院看醫生。當醫生詢問「那裏不對勁」時——。

「心情焦躁，徹夜難眠。」

「經常昏昏欲睡。」

「對一切事情都感到厭煩，提不起勁。」

「思考無法集中，工作效率不佳。」

皆是所謂不是疾病的自覺症狀回答。

這種自覺症狀，是由腦部支配精神作用的大腦疲勞時所產生。除此之外，還會產生「無集中力而造成小錯誤」或「無法熟睡」等症狀。

大腦疲勞是因神經和精神緊張造成，由於事物自動化的急速發展，工作環境更複雜化，社會也隨著千變萬化。

家庭主婦因管教孩子、升學問題、家計以及家事勞動等不斷的緊張。顧名思義是找不出鬆懈時間，現代病亮起紅燈信號，但多數人擁有此煩惱不值得大驚小怪。

最佳治療法就是休息。前述多變化的現代社會狀況，無法獲得適當休息。不僅如此，還需加倍工作。使症狀慢性化，大腦以外支配身體功能的腦部也深受其影響。結果，調節身體狀態的自律神經、荷爾蒙分泌功能喪失而引起疾病。

如果至此地步，就為時已晚。應在危險信號出現時就必須解消症狀。本書所介紹的「頭部穴道按摩」，可說是最適當療法。

所謂「頭部穴道按摩」，是刺激腦部功能的穴道，促進血液循環，排除腦部的壓抑或疲勞的治療法。

這種大治療法，並不困難。只要記住與症狀關連的穴道部位，使用指壓、牙籤，或不致燙傷的灸等，簡單的進行。

頭部穴道治療法，促進腦部機能，使「記憶力」和「集中力」增加、提高工作效率，防止頭部老化。為準備升學考試的孩子們，拚命工作的父親，忙於家事的母親等等，親子、夫妻之間，互相治療，藉著肌膚接觸而促進親情溝通。

此外，能改善荷爾蒙分泌，被認為是人類永恆的課題。「禿頭、白髮、脫毛」等，頭髮的煩惱也自然消除。

解除頭部內外煩惱的「頭部穴道保健術」，必能成為各位快樂生活中的助益。

目錄

第二章　五種重要基礎技術

第三章 使頭腦清晰的穴道療法

症狀別治療・1

症狀別治療・2

第四章　治療禿頭、白髮、脫毛

第五章　頭腦活性化的氣功法

第一章

以穴道刺激腦部促進腦的清晰

1 藉著穴道刺激使頭腦清醒

◎不斷的睏倦，是腦部亮起紅燈信號

這樣說也許當事人感到難過，但觸摸禿頭的部分，其共通特徵是清涼和獨特的硬感，清涼感代表因某些原因而血液循環不良，獨特的硬感是因腦筋緊張所致，而另外的特徵是由肩至頭部感到不適。

三種特徵具有關連性，頭部有稱為頭蓋骨的硬骨，其上層骨覆蓋一層帽狀腱膜的腱膜層。這層頭蓋骨具有保護腦部作用，當精神持續性緊張或過度緊張不安時，腱膜會因緊張而緊束頭蓋骨，因而使頭部的動脈或像網目般的微血管被壓迫，血液循環滯留的狀態。

同時，身體各部位的肌肉和帽狀腱膜一樣地，因精神持續性緊張而壓迫血管，造成血液循環受阻礙而經常發生於肩與頭部。血液流通於頭部至肩的通路發生此現象，具有中樞系統的頭部又受緊緊的束縛，身體便發生各種異狀。

腦部經常需供給含有新鮮氧氣的血液，身體的各器官亦同。尤其，各器官指揮塔更甚。在緊張持續的情況下，出現如前所述症狀，不僅得不到新鮮血液，所需的血量也不足。因此，屯積廢物的功能亦降低，造成各種各樣的障礙。

至於，「禿頭、白髮、脫毛」等，是腦部中調節荷爾蒙分泌的機能異常，或無法運輸營養分至頭髮所引起的症狀。

頭痛則是因腱膜強烈地束縛頭蓋骨，或由於慢性化積存廢物所致。

腦部以外的各種機能也降低功能，記憶力和集中力遲鈍，各器官調節作用不平衡，造成睏倦或其他現象而形成老化。

「禿頭、白髮、脫毛」呈現出腦部機能降低，而顯露於體表的症狀。是象徵現代病或老化現象。

同時，身體內部亦出現各種症狀，所謂的「禿頭、白髮、脫毛」皆與身體的老化、腦部血液循環的障礙有關。

無意識中不停的哈欠，或強烈睏倦感，表示腦部急需要運輸新鮮氧氣的信號。本來，在此刻就應適切處置，卻易忽略而造成慢性頭痛和身體異常。

◎出現紅燈信號立刻行穴道療法

到醫院找醫生診治，沒有獲得有效解決。多數的醫院給予安眠藥或鎮定劑等暫時處方。西洋醫學是藉著手術將病體切除的外科處法，或以預防外部侵入的病菌醫藥治療。那種方式治療疾病可發揮卓越的效果。對於各器官變調的內因性症狀，並無良好效果。

最近，大醫院的診療具備東方醫學治療法的醫院增加。甚至於被譽為西洋醫學聖地的醫院也採納東方醫學療法。與東方醫學不獲肯定的時代變化甚鉅。顯示西洋醫學的界限中，有一方已開始矚目東方醫學的效果。

東方醫學和西方醫學不同，對內因性症狀發揮極佳效果。注重人一出生即具有自我治癒力的療法，亦即以自己治療自己疾病的力量為主因。

穴道療法是東方醫學的中心，刺激穴道，即以浮現於體表附近的治療點，而治療身體內側的療法。以腦部變調的治法最適當，發現紅燈訊號應找醫生診療，但可先行穴道療法。

◎具有十五萬年歷史的穴道療法

一聽到穴道療法，立刻聯想漢方療法，以中國四千年的歷史印證東方醫學，最具代表性。

但穴道療法，並未被確立為治療法。實際上，人類出現之世界以來，已從十五萬年前存在至今。

走訪印尼內陸現存的未開化部族之一支昆亞部族。去了解無醫生和醫藥存在的時代，人類如何與病魔纏鬪，研究其祈願平安息災的禮儀。

起初，他們跪伏於地面，由頭上合掌，接著使用合掌的拇指側邊敲頭，最初敲打頭部，接著，延著中心線慢慢敲打至髮際，再敲回頭頂處。如此反覆幾次，然後祈願說：「神啊！請解救我的生命。」

當時，並無漢方的穴道療法知識，其實他們的敲打中心線，正是漢方中使腦部活性化的身體內化排列的穴道。由頭頂部依順序為「百會」「神聰」「前頂」「神庭」等穴道群。

以他們而言，敲打頭部是一種儀式而非治療，因儀式才更具意義。過去，這樣做法確實產生效果，才傳續成為一種儀式。

不僅昆亞族如此做，其他一百九十部族的原始部落，也相同地進行穴道刺激法，眼疾時就刺激眼部穴道，腹痛時就刺激腹部穴道。

觀察原始部族刺激法，以穴道療法為治療方法，可說是人類自己管理的一種智慧。

不提及原始部族的問題，反觀自己本身亦是如此，在不自覺中刺激穴道。

當眼睛疲勞時，你的手自然會按摩眼角和鼻根部，或頭部疲勞時，按著太陽穴，肩瘦痛時，就按肩膀中央部位。這樣刺激部位則感覺舒服，自然伸出手按摩就是穴道的位置，而加以揉按動作即是穴道療法。

換句話說，在無醫生與藥劑的古代至今，穴道療法是綿延不斷。

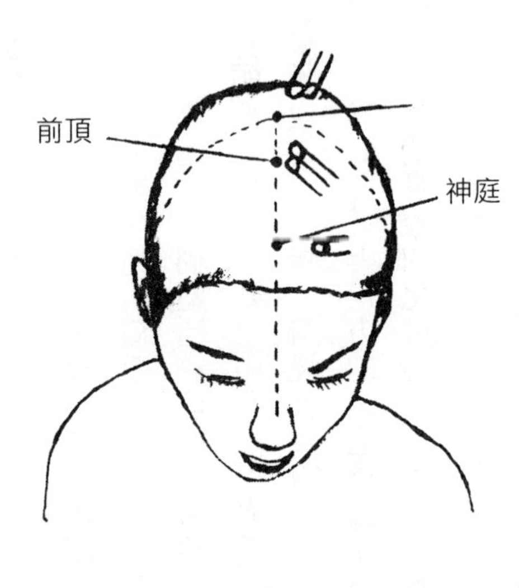

百會—連接兩耳上端橫線和縱行中央線交叉點。

神庭—中央線上離額頭生髮處一指寬的距離。

前頂—位於中央線上百會穴約兩指寬的朝臉孔方向。

◎穴道療法是集人類智慧之大成

將人類智慧的穴道療法，作為醫療體系化的方法是漢方穴道療法。

電極是由陽（＋）流至陰（－）極，一般人身體中也具有一種身體電流的生命熱能，「氣血」的流通。漢方認為氣血是肝、心、脾、肺、腎的臟氣發生，而產生各器官的生成形成人體，當然，通達貫穿於全身，氣血縱流稱為「經」，橫流為「絡」，經絡經過體表附近稱為「經穴」，即所謂的「穴道」。

疾病的理論，是由於氣血流通受阻，影響各器官發揮正常功能所致。治療疾病氣血受阻的原因，使不平衡又滯留的氣血流暢，各器官活性化。為促進氣血暢通，刺激穴道最佳。反過來說，刺激穴道促進氣血流通，活性化各器官，治療疾病是穴道療法之目的。

◎近代醫學證實穴道療效

穴道療法最偉大之處，是使用針和灸來刺激體表附近的治療點，其效果可從臨床例子中證實。

使用針在青蛙的無精卵中打洞，即產生核分裂，而引起和受精同樣的細胞增殖現象。

偉大的漢方療法，其效果也受西洋醫學肯定，其缺點是欠缺理論根據。原來，人體是由肝、心、脾、肺、腎臟所形成的觀點也十分奇怪。以發生學立場來看，生命誕生的階段是由腦細胞和神經溝的發生而開始。

但是，穴道療法，確實有其功效。

數位醫生得到醫學的檢證，解明神秘的穴道療法。利用腦部掃描器、磁力線檢查器、X光線、感熱相機、血液檢查……，一切進化的近代醫學檢查法，探索穴道刺激對人體的影響。

結果發現，每個穴道受刺激時會傳達至腦部，刺激足部也得到同樣效果。刺激傳達至腦細胞，那一瞬間腦部已開始活動，淋巴球和血中氧氣、荷爾蒙分泌產生變化，血液循環開始順暢，各器官也開始反應。就是說，誘出自己治療疾病的自我痊癒力。

以發生學的立場來看檢查結果，可獲得肯定。

一切的穴道與腦部相通，尤其在漢方認為和腦部機能有關，刺激頭部穴道更明顯有此傾向，增加刺激則腦部活性化，促進血液循環和新陳代謝。穴道療法是為腦部活性化之目的而存在。

2 有效的穴道刺激法

◎刺激法隨症狀的不同而異

前面所言，中國漢方最大的功勞是確立使用針和灸刺激穴道療法。這二種治療法，根據臨床結果，其效果已不容置疑。除灸之外，針很難自行使用，必須具有相當專門技術的程度。有些病患自己購買針來扎針，無經驗者這樣做，實在太危險。

如前所述，穴道療法之目的，在喚起內在的自我治癒力。任何人都能做到的方式，來進行才有其價值。以此看法，針並不具備此要件。究竟有何方法呢？

能自己做又有效果的方法，其刺激法的代表性，是以自己手指加壓力的方法。指壓已成為現在普遍的療法。但是，指壓並非萬能，刺激的部位或期待效果，或是否肌肉性疾病、內因性疾病等等，有效的刺激法各有不同，本書介紹包括指壓具一般性、又無危險性的簡單方法及高效果治療法。

◎了解穴道位置

以上的說明，就能了解穴道療法和腦部有密切關係，相信各位已認識，本書介紹的「頭部穴道療法」十分重要。

穴道療法是否有效，其關鍵在於刺激法。適當的刺激，必能發揮效果。不過，施行之前必先了解穴道位置。

穴道位置因人而異，例如：體形嬌小或肥胖者，常因人而異，不能一概而論從那個位置距離等的單位表達。使用的單位，以手指之寬度最佳。手或手指大小和個人身體大小成正比。

尋找穴道位置

①一指寬度＝拇指寬度。
②二指寬度＝食指和中指的寬度。
③三指寬度＝食指、中指和無名指的寬度。
④四指寬度＝除拇指外的四隻手指的寬度。

以此單位尋找穴道位置，其基點是眉毛或骨頭突起處，或是身體正中線等為基

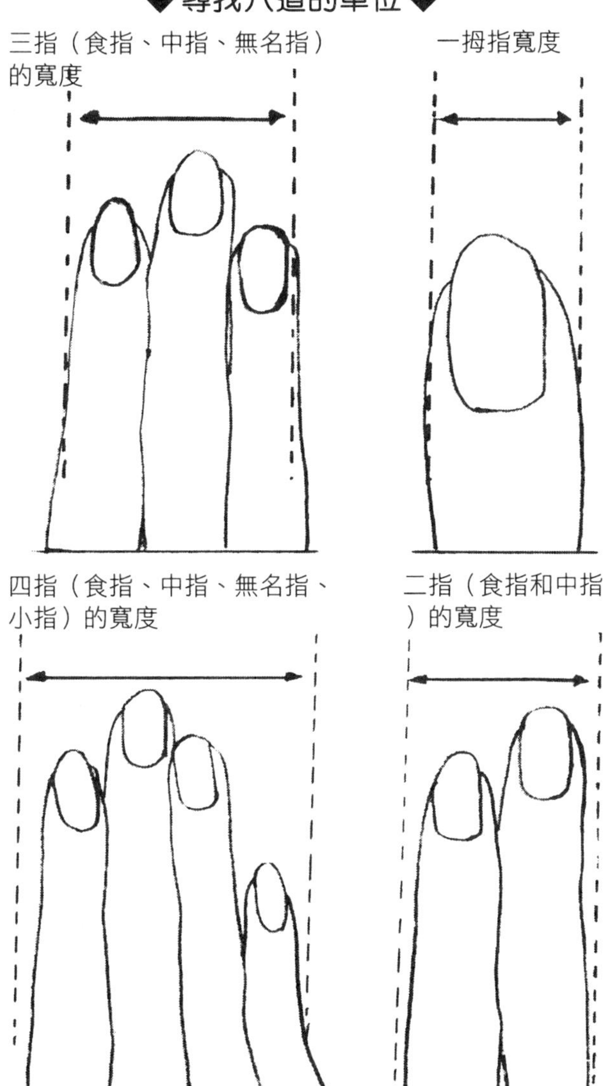
◆尋找穴道的單位◆
三指（食指、中指、無名指）的寬度
一拇指寬度
四指（食指、中指、無名指、小指）的寬度
二指（食指和中指）的寬度

點，使用指頭寬度尋找正確位置。

◎穴道實際尋找法

現在，以實際地來尋找稱為「太陽」的穴道。本穴道是朝向腦部氣血集中流入的部位，使腦筋清晰的重要穴道。

尋找太陽穴道

①頭痛或疲勞時，有時會自然地按揉太陽穴，手指觸摸的附近就是「太陽」。這種說法過於抽象，穴道本來就是這般的存在。應正確的測量而尋出，加以刺激較有效果。

②先照鏡子，設定從眉毛外側距離一指半寬度的外側垂線。所謂一指半寬度，是從食指和中指合併的寬度來計算。

③接著，再設定眉和眼尾中間的高度水平橫線。

④「太陽」穴位於②和③的縱與橫線垂直交叉點上。

相信各位已了解「太陽」穴的位置。

◆太陽穴尋找法◆

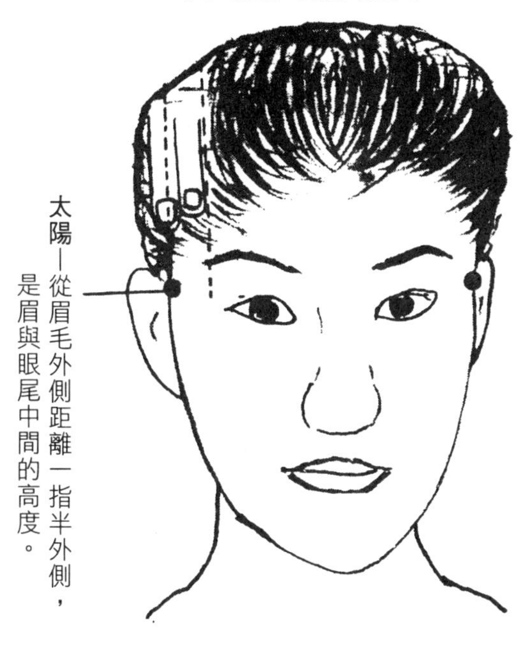

◆刺激法◆

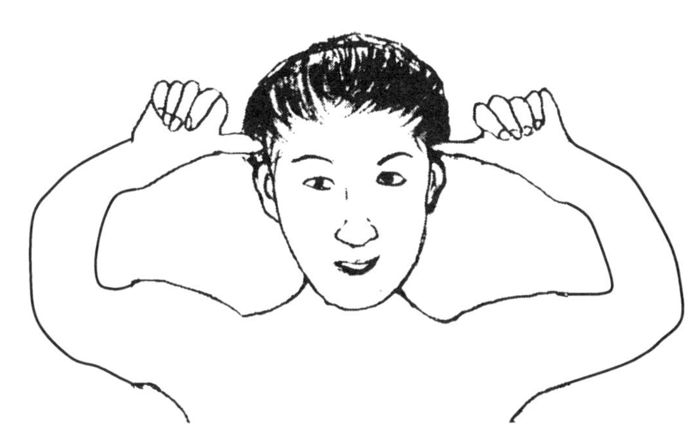

◎穴道確認法

雖然了解穴道實際位置，但是否真正的穴道呢？或許有不安感，可依以下的要領加以確認。

確認穴道

①壓著是否感覺輕度疼痛？

②刺激穴道部位，是否擴及他處？

③按壓是否感到舒服？

此為穴道確認法，若感覺指頭觸摸處不是穴道，可尋找其周圍是否有適當的部位。

但不須執著於穴道位置，除了以針治療的點刺激法外，穴道本以「地域」來掌握。其周圍差距一公分仍有相同效果。若太過執著於正確位置，刺激多處穴道時，只尋找其部位就耗盡時間，令人感到厭煩而無法有恆地進行。

穴道療法的原則為恆心，若不持之以恆則無效。藉著穴道確認法①、②、③加以確認，以輕鬆氣氛耐心地治療。

第二章 五種重要基礎技術

1 令人鬆懈的溫冷法

◎「緩慢輕揉」為漢方治療原點

穴道療法的原點，非常單純，僅有溫熱和冷卻兩種。於不使用藥物與外科手術的時代，人們對於發熱的病痛予以冷療，而對於冷病予以熱敷治療，雖然單純卻十分有效果。可說是普遍性治療的基本原則。

溫冷刺激療法最大目的在於刺激局部血液循環。前面所言，禿頭的共通點為觸摸頭部有一種獨特冷感和硬感，證明血液循環滯留的狀態。

本書所介紹使滯留血液回復正常的溫冷療法及手段，其共同特徵是，不論何種療法皆以緩慢輕揉的刺激方式。

如果採用急遽的過熱或過冷方式，將導致血管膨脹，使血液循環更加惡化，造成反效果，應特別留意。

採用適切的溫冷療法，在未終了前，必能體驗欲睡的輕鬆和快感，那是因頭部血液循環暢通，緊張感全然消失。

頭部溫冷法，可應用冷治療禿頭的基礎治療，或改善精神疲勞、神經疲勞所致的肌肉緊張性頭痛，預防這些因素所引起的蜘蛛膜下出血。以廣泛而言，是改善頭部煩惱根本問題的治療法。

◎使用蒟蒻與冰枕的溫冷療法

在溫冷法中，先推薦的是蒟蒻療法。但並不意味著蒟蒻的成分對禿頭有效，請勿誤解。

蒟蒻的成分多半為水，容易傳熱。迅速溫熱，不易冷卻為其特徵，廉價又隨手可買到，反覆加熱冷卻亦不易變形。能使用相當長的時間，此種水分多為固形物，具有適度的硬度不易變形，可握手操作。

有恆心持續治療的第一要件，是穴道療法中最適當的用材。

頭部溫冷法・1

①首先準備：Ⓐ整塊蒟蒻、Ⓑ冰枕、Ⓒ二條薄毛巾、Ⓓ二個塑膠袋。

②鍋子加水煮沸後，放入蒟蒻，直到其中心都溫熱。冰枕則是相反放至冷凍庫

冷卻。

③將蒟蒻從熱水中撈起，冰枕由冷凍庫取出後，兩者都準備塑膠袋，使用毛巾繞兩圈包起，然後，交替的置於局部。以毛巾包起的局部，傳熱較緩慢。若不用毛巾包起，直接接觸頭部，不是過熱就是過冷，急遽的溫冷刺激，造成血管收縮，導致反效果。

緩慢濕熱是基本原則，所以，薄毛巾包幾層呢？二層或三層呢？因各人體質不同而異。起初，包二層只是一般的基準而已，請各位再加以斟酌。

④將兩手各持一包，慢慢溫熱或慢慢冷卻，此時，最重要是先溫熱，其順序必須由**溫↓冷，嚴格遵守**。

⑤溫和冷的時間，是先溫熱五分鐘，再五分鐘冷卻，反覆二次，合計所需時間為二十分鐘。

⑥溫熱與冷卻的程度，需要五分鐘，「感覺慢慢地溫熱」「冷卻五分鐘後開始涼感」為理想程度。切勿操之過急地急遽溫熱或冷卻。

⑦最後一次時，要溫熱蒟蒻，蒟蒻當然已開始轉涼，拿開毛巾調整其溫度。

以上為利用蒟蒻溫冷刺激法，也可使用一次就丟棄的懷爐，以毛巾包起取代蒟

◆蒟蒻溫冷法◆

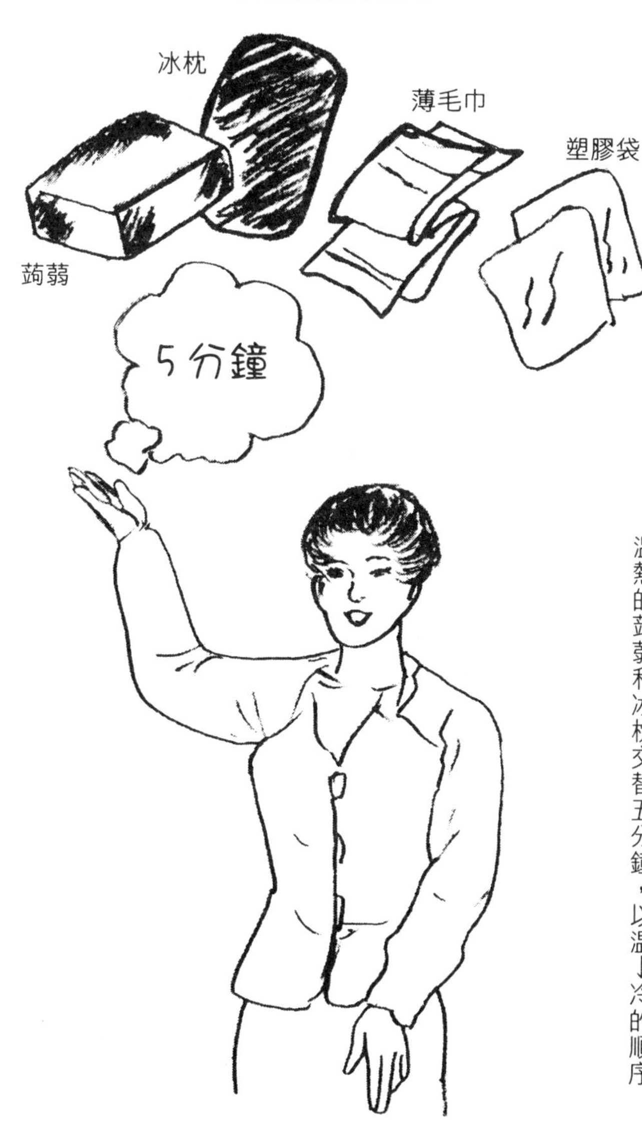

溫熱的蒟蒻和冰枕交替五分鐘，以溫↓冷的順序

蒻，但懷爐使用後則丟棄，無法反覆使用，其溫熱範圍較蒟蒻小，局部性圓形脫毛症等範圍小的溫熱，倒無所謂。可是，圓形禿頭或範圍大的部位，使用懷爐則不若蒟蒻來得恰當。

此溫冷療法，以夜間進行較佳。夜間是一日工作勞累，頭部緊張的高度淤血狀態，需要促進頭部血液循環，還是以夜間進行療法效果較佳。

但是，晨間醒來感覺頭腦不清晰時，以早晨進行療法，可感覺清醒。

◎使用吹風機溫風的溫冷療法

不以蒟蒻而使用吹風機溫風的患部療法。

使用蒟蒻或利用吹風機溫風，視溫熱範圍而定。

若大小約一塊蒟蒻的範圍，那麼，使用蒟蒻最為理想。但是，老人性禿頭等的圓形禿頭或全面白髮的溫熱患部範圍太大，則需要五、六塊蒟蒻，就顯得麻煩而感到勞累。

這時，不妨使用大範圍的熱刺激傳達的溫風治療。其順序和蒟蒻與冰枕的溫冷法相同，以下說明之。

吹風機溫冷法

①準備吹風機和冷凍後的冰枕。將冰枕裝入塑膠袋中，以薄毛巾包兩層避免過冷，包兩層只是一種基準，體質因人而異，配合體質調整為三層也無妨，但不能過冷，必須逐漸的冷卻。

②起初，使用吹風機的溫風來溫熱。逐漸溫熱和冷卻是基本原則，調節吹風機強弱為弱風，以適當距離吹患部。維持「溫熱」的距離感，吹五分鐘。必須吹五分鐘才感覺溫熱，也要推測吹風距離，避免造成燙傷，有暖和舒服感才有效果。

③五分鐘溫熱後，移開吹風機，以另一隻手中握著冰枕冷卻，以五分鐘才感覺冷的程度包著毛巾來調整其冷度。

④以此要領，將吹風機和冰枕交互各二次。合計所需時間為二十分鐘。與蒟蒻溫冷法相同，必先從溫熱開始。

◎藉淋浴的溫冷法

與前述二種方法，具有相同效果的溫冷療法，是以連蓬頭交替溫、冷水於患部的療法。

溫水、冷水療法

①首先，調整水溫，不能過熱或過冷。將水溫的熱度，以慢慢傳達至內部，緩慢溫熱為原則，淋浴五分鐘。

②接著，以冷水淋五分鐘。在夏季裏，並無影響，但在冬季裏，令人顫抖的冷水淋上導致反效果。所謂冷水，以緩緩冷卻為原則，加上溫水以調整溫度。

③以上，將溫、冷刺激各交替進行五分鐘，當然也以先溫再冷的順序。合計所需時間為二十分鐘。

淋浴也具有按摩效果，是眾人皆知，對頭皮兼有按摩作用。最近，市面上出售具按摩效果的連蓬頭，也可以此裝置使用。其實，不需要換裝，只以維持溫度不過熱或過冷，加水量淋浴，效果不錯。

無論使用何種溫冷療法，都不困難。為提高下一章中自己刺激療法的效果，以日常生活方式，每日持續的施行才有效果。

2 擴張微血管的牙籤刺激法

◎銳利傳達輕度的刺激

「梅花針」是針灸的治療用具，在短短圓柱狀頭附有彈力性的柄，以硬杖的頭部平面數十支為一束，利用柄端的彈性及頭部重重敲打刺激，當然能獲得尖銳的刺激。

如指壓或按摩等，促進血液循環，但較指壓促進血液暢通效果更佳。指壓的捺法，壓力（刺激）擴及指頭平面面積。但是，梅花針的刺法以每根針的尖部作為點刺激。

雖然，針的數量多，刺激不致散漫，而以點狀傳達。對於患部，給予許多刺激的效果。力量微弱，效果極佳。

以此刺激使血液集中某部位，牙籤刺激法，是以束的牙籤尖端刺激患部方法，亦是應用梅花針原理的刺激法。

◎應用治療禿頭的暢銷商品原理

利用梅花針和牙籤束的刺激法，促進養毛作用的暢銷商品，是如同刷子形態，敲打頭部的器具。如萬步機具有數位表，予人感覺新鮮的構想商品。其實是利用梅花針和牙籤的點狀刺激效果，而加以商品化。

看見暢銷商品受歡迎的程度，就明瞭牙籤刺激法的效果相當卓越。牙籤刺激法不像敲頭器敲敲部位，只以輕度的尖銳刺激法，即產生極佳效果。使患部有癢感的刺激方式來進行，若像敲頭器般敲頭，必然頭破血流，令人笑話。

牙籤與針不同，其尖端相當銳利，因此，產生點刺激的效果。只以輕度刺激患部，或在穴道處加以力量，產生數倍成果。

梅花針會使患部感到「癢癢」程度力量的刺激為原則。雖然稱為針，但不是為獲得點刺激效果的針，作為代用的牙籤，其原則不變。

牙籤的尖端雖尖銳，並不像針那般。因此，點刺激的強度和針不同，需要「稍會癢」的感覺強烈刺激，但勿過強。過強雖不致受傷，但會使患部肌肉過度緊張，

◆牙籤刺激法◆

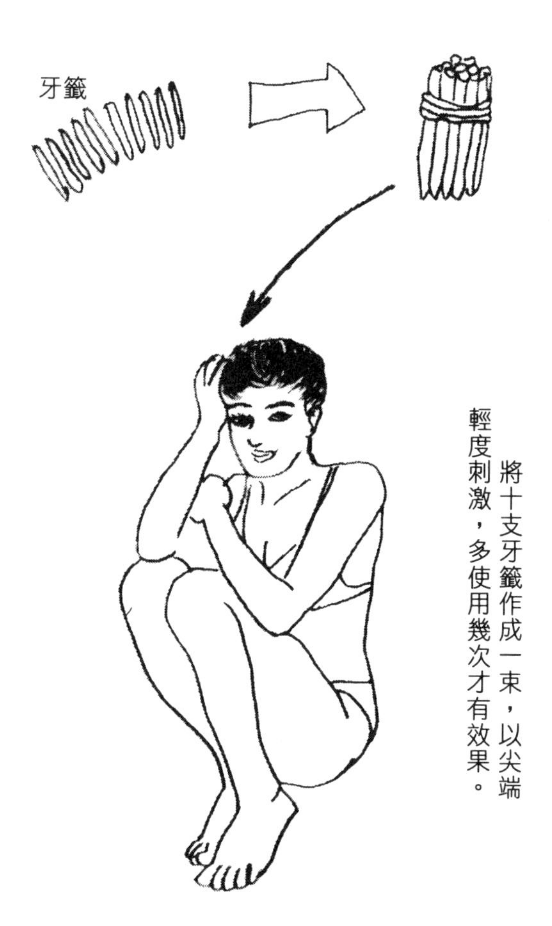

阻礙血液循環，成為反效果，應參考標準強度，利用手臂等作為練習刺激，學習恰當的強度。

牙籤刺激法實例

①將牙籤十支用整齊後，用橡皮圈做成一束。

②以經常使用的手握住牙籤另一端，使牙籤和穴道直接接觸，用適當的力量刺激部位。

③因刺激力量較梅花針微弱，需要多次接觸，一遍刺激以五次為基準，不需規定一天刺激幾遍，利用時間有恆地施行最重要。

牙籤刺激法，多用於治療圓形脫毛症或禿頭穴道刺激法，以穴道治療時，牙籤必須隨身攜帶，有時間就刺激全部患位，使微血管的末梢都受刺激，則血管擴張，滯留血液也能暢通。

3 利用生薑的刺激作用

◎生薑是隨手可得的漢方藥

前面曾說過，漢方治療的刺激法基本原則是溫熱冷卻，十多年前被譽為奇跡的禿頭藥方「一〇一」，實際上塗摸時有熱刺激感，因其內含的漢方藥材，含有使皮膚溫度上升的材料，具有相當強烈刺激作用，不適合的肌膚會產生紅腫、過敏等副作用。奇蹟「一〇一」藥的效果，確實在漢方治療中佔相當的比重，溫熱能促進血液循環暢通。

不僅奇蹟「一〇一」，現在盛行的漢方藥材中，多半也具溫熱效果，而溫熱場所是體內或外側呢？或緩慢溫熱或急遽溫熱呢？由於目的不同，應該選擇恰當的材料使用。

治療頭部煩惱的問題，也以溫熱為重點。不需購買漢方中藥，只要利用家裏廚房的生薑即可。

◎具神奇效用的生薑

淺嚐生薑有獨特刺激作用，舌頭有辣感，口腔灼熱感以及發汗作用。其成分中會刺激神經和肌肉、促進血液循環、治療疾病作用。塗抹薑汁或加入薑汁於熱水中溫熱，可得到驚人效果。

◎生薑汁塗布法

生薑的其中一種利用法，是將薑汁塗抹於患部，是禿頭、白髮、脫毛治療時，不可或缺的刺激法。

以下說明其方法：

①將長約三公分（拇指間大小）的生薑帶皮磨為泥狀，薑汁以一小盃水稀釋。

②以刷子沾薑汁塗於脫毛患部，十五分鐘後洗淨。

以上是簡易塗抹法，在解除頭髮煩惱上，具有以下三種特殊效用。

第一，刺激位於頭皮下的頭髮毛根部，促進毛髮荷爾蒙的內分泌。

第二，清除毛孔的效用，禿頭原因是由於皮脂或油脂的污垢阻塞，阻礙毛髮新

◆生薑汁塗抹法◆

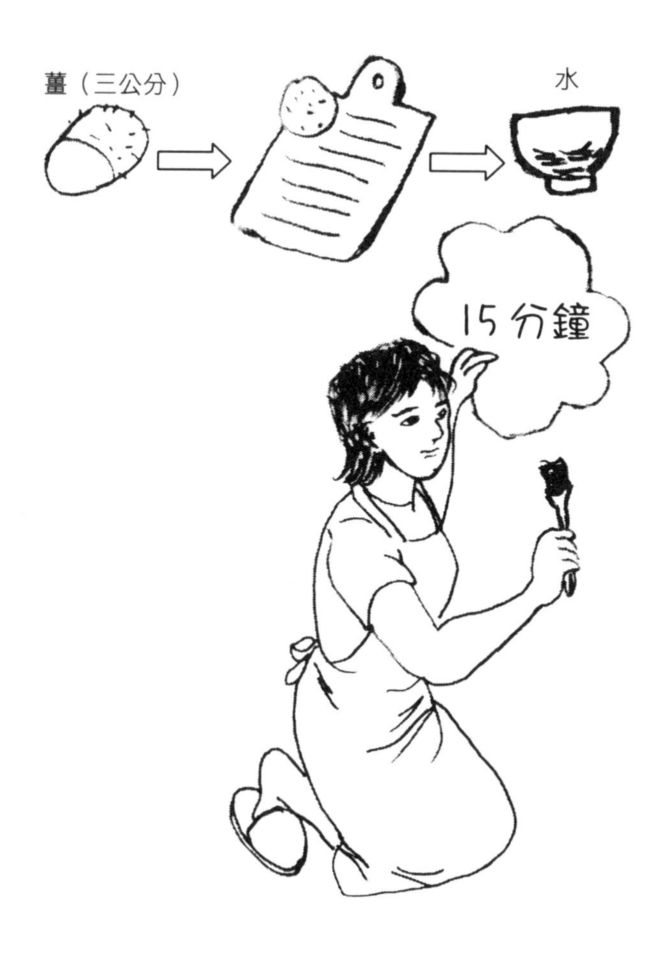

生。塗抹生薑汁可清除皮脂污垢，使毛皮清淨，皮膚呼吸則順暢。不用的CO_2廢物被排出而吸進新鮮氧氣。

第三，前面所述，給予患部癢或痛的刺激感，那一部位血液循環提高。血行暢通則皮膚溫度上升，促進新陳代謝及育毛作用。

生薑汁塗抹法具有相當療效，配合症狀在溫冷法中搭配牙籤刺激法，具有相乘相輔效果。

但使用生薑刺激法，過濃易造成皮膚過敏。先塗抹一次，若有過敏情況再加水稀釋。

◎使用薑湯溫熱足部

自古以來認為頭寒足熱，對身體較有利。頭冷、足溫，能促進全身血液循環。人體的頭腦十分發達，但愈是發達愈需要含有充分氧的血液。通常，血液循環皆順暢。但是，常常出現精神緊張，或過度精神疲勞，使血液循環滯塞，即所謂頭部充血狀態。

從人類以腳站立以來，足部血液循環已不順暢，腳為身體末端，又在下半部，當然造成這種狀態。

頭冷意味著：經常上升於上方的血液，降低至下方的效果。足溫意味著：將滯留於足部的血液推至上方。頭寒足熱是合乎健康之道。因壓抑而造成焦慮感或失眠症等療法，多採用頭寒足熱法。

採用頭寒足熱法時，為確實地溫暖足部，可使用生薑湯。

頭寒足熱法

①將水桶等容器，倒入能掩蓋手腳部分的熱水，水量為放入足時，能泡到腳踝上方程度最恰當。

②在熱水中將三公分長，約拇指大小的生薑，帶皮抹為泥狀加入。

③頭部用放入冷凍庫的冰枕，足部浸入生薑湯中。浸泡十五分鐘，可獲得在入浴中無法鬆懈的氣氛。

以上為頭寒足熱法，能促進血液循環，新陳代謝活潑化，使亢奮的神經平靜，消除焦慮感和失眠症。

◆頭寒足熱法◆

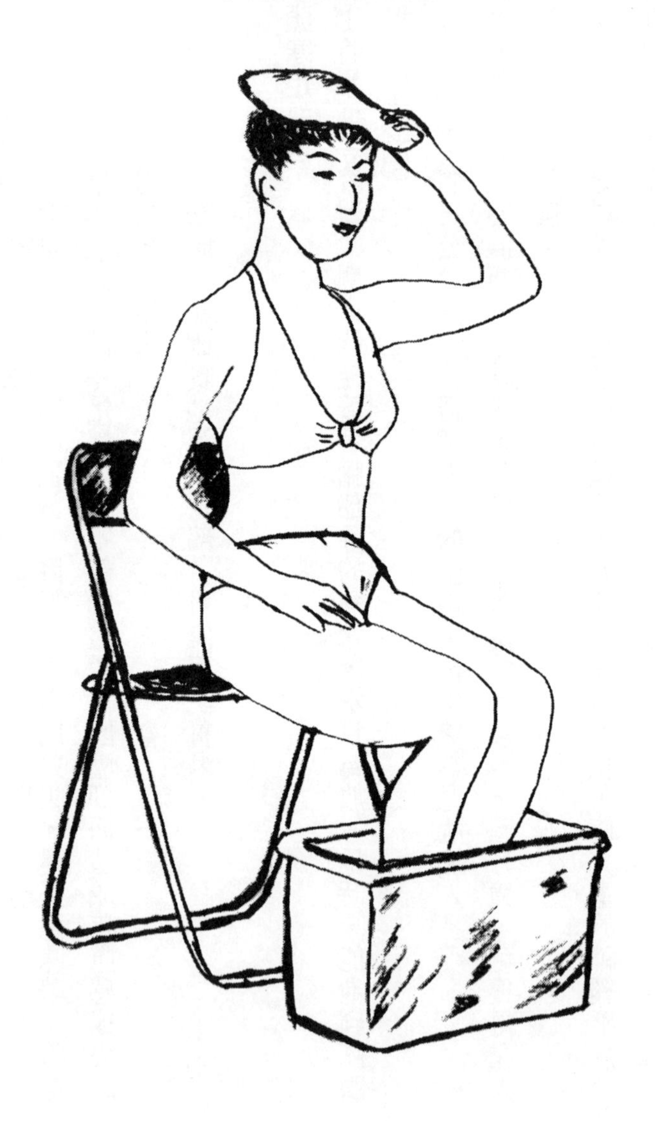

或只用足溫法，也有效果。經常聽到應考生在考試前因興奮而失眠，在就寢前使用足熱法必能安眠。

在此場合應注意皮膚是否過敏，並非生薑量愈多愈好，一有過敏傾向立刻加溫水，適度刺激能治療香港腳。

4 灸是自己做的最佳療法

◎灸也能治療精神異常

頭部穴道療法中除了針外，最有效果的是灸治療法。不僅治療禿頭，同時對頭腦疲勞、精神疲勞所造成肌肉緊張性頭痛能發揮卓越效果。

也許諸位以為這說法太誇張，但是，在大陸上已有對頭部穴道以灸治療精神異常的臨床實例，這可能以灸對頭部穴道直接刺激腦部的療法。現在已不用電衝擊療法的情形下，自己施行刺激腦部的方法是最佳手段。

灸的效果，已在醫學上各方面進行檢證，由於進行灸治療後，白血球數量和淋巴球有大幅變化。

各位一想到灸，就聯想到燙傷，雖然殘留痕跡不能稱為燙傷。反而燒皮膚促進皮質再生機能，使皮膚再生。例如：頭髮，它是皮膚一部分變化形態，能從頭部施灸療的痕跡，長出烏黑亮麗的頭髮。

不熱又不殘留痕跡的灸治療法

①直灸——

將艾絨取米粒三分之一大小，放在穴道處或患部，以線香前端點火，直到全部燃燒，在點火一瞬間有灼熱感，只在感覺燙的瞬間就結束。

②知熱灸——

較直灸的艾絨量更多，但不致完全燃燒，不會有燙傷痕跡及熾熱感，將艾絨揉成小圓錐形，高約一・五公分，底面直徑為一公分左右的圓錐形。置於穴道處，於線香前端點火。一感到熱立刻除去，如此反覆做三次。

③瞬間灸——

是在藥房出售的千年灸等類之灸治療法，可說是知熱灸較普遍型而任何人都能做的灸法。將盒中的圓柱形灸點火，拉撕開底面紙片，置於穴道處或患部。與知熱灸不同，完全燃燒後不會燙傷，可安心使用，不熱為其特點。

以上，為三種灸的治療法，有些人一聽到灸，便聯想到小孩做壞事被懲罰的方式，十分害怕，這就誤會了。施灸後的舒服感不能忘懷，而想繼續使用就有成效，如前所言，完全不會燙傷的灸法有數十種。

◎使用簡單的「切艾」

一聽到直灸就有不安感，是因怕燙傷、怕熱及不知恰當使用艾絨量所致，使用過量痕跡會擴大，又有灼熱感。

其實，灸的效果使皮膚再生機能活潑化，不必躭心。以適當量最佳，現在藥房中也有出售可簡單得到的適量。即所謂「切艾」。

將艾絨作為直徑一公釐的棒狀形態，然後以棉紙捲起。在其棉紙上劃刀痕，使每節為一粒米大小。施灸時，取出一粒以剪刀剪為三分之一，一粒是圓筒狀，以底邊平坦面置於穴道上，將線香點火。

◎香菸亦能施灸

若難買到艾絨，又對灸有抗拒感，可使用香菸代替。並非直接按壓在肌膚上，而是以點燃的香菸接近施灸部位一公分距離的上方。一感到熱立刻拿開，這種刺激相當強烈和艾絨全部燒盡的熱度相當，如此反覆做五次。

◎施灸時的禁忌事項

前面說過，灸治療法發揮很大效果，但強烈刺激會傳達各部位，若身體有如下的狀態時，應避免刺激太強而加以中止。

施灸五種禁忌狀態

①發燒三十八度以上時。

②罹患出血症或感染症的病人。

③有高血壓症。

④身體極度衰弱時。

⑤飢餓時、飲酒後、飯後一小時內、洗澡後一小時內。

以上，是灸治療的五項禁忌事項，必須遵守。

同時，一聽到頭部施灸，有些人會躭心頭髮燒掉，將艾絨全部燒盡的直灸，約米粒三分之一大小，不致於明顯看見，若擔心、感覺不安之人，可將一部分的頭髮分際，以髮夾夾住，就不會燒掉頭髮。只要遵守施灸禁忌事項，而勿感到恐懼不施行，頭腦疲勞就能消除，連眼睛也能雪亮帶有光彩。

5 指壓

◎指壓要訣在於加力的程度

最普遍化是指壓治療法，隨時可自己進行。穴道療法需要耐心而有恆的做才有效果。以此角度來看，指壓才是最佳療法。

雖說的簡單，但做得是否恰當效果就不同。最主要是指壓時能令人感覺舒暢。指壓感覺舒暢，即指壓時雖然疼痛，但是，感到舒服的程度最佳，不過，情形因人而異，無法以數字表達。

其力量基準以三～五公斤為主，若不知力量究竟多大，使用家庭中的體重計，以壓下去三～五公斤的程度，練習多次以體會力量的大小。

但是，某些組織較為敏感，使用力量過猛，會強烈傷害組織，必須適當的斟酌力道。

◎指壓也需要韻律感

接著，重要問題即是按壓的節奏。勿太過激急加力量，否則，刺激的患部會緊張，而加諸力量的刺激無法傳達體內。

其節奏是「一」「二」「三」的階段，逐漸加強力道，到「三」時，力量增加到三～五公斤即可。壓二～三秒後，以相反節奏慢慢移開手指。

按壓的次數，以每個部位五次。

◎使用手指因穴道而異

究竟使用那隻手指指壓呢？其部位皆不同，例如：經常使用的手指是拇指，是刺激手臂或手背或足部位。欲加壓力時，以手指豎立才能加重力量。不要只壓下，而應以如繪圖般按壓，才能傳達更廣範圍的刺激。

拇指以外，常使用的是食指和中指。食指使用於位置有凸凹又狹窄的穴道，中指使用於頭蓋骨的下部穴道，或有凸凹部位的穴道，有時使用揉和刺激。

究竟使用那隻手指呢？並無固定法則，只要自己多次去嘗試，以方便使用的手指指壓即可。

◎頭部穴道以握拳指壓最適當

關於頭部指壓，必須以相當的強力來指壓。因為頭髮具有緩衝作用，不易傳達力量部位的指壓，不以手指，而是使用握拳時所形成的指關節來按壓，其次數和方法與指壓相同。

◎鍉鍼的刺激最為理想

針類之中有一種稱為鍉鍼，雖屬針類但尖端並不銳利，作為針刺用的針長是八公分，粗八公釐左右的棒狀柄端裝上直徑五公釐的球。球和柄之間有彈簧設備，壓下則有適度彈力凹進去，一放開則回復原狀。由於尖端不尖銳不致傷及患部。

使用於小兒科的鍉鍼治療，可以安心應用。使用鍉鍼，只是壓壓就能傳達適度刺激，也許各位感覺其刺激微弱，可是接觸的穴道是點而非面，所以，傳達雖感覺較弱，就已足夠。

◆穴道刺激法◆

頭頂部穴道用握拳頭的指關節

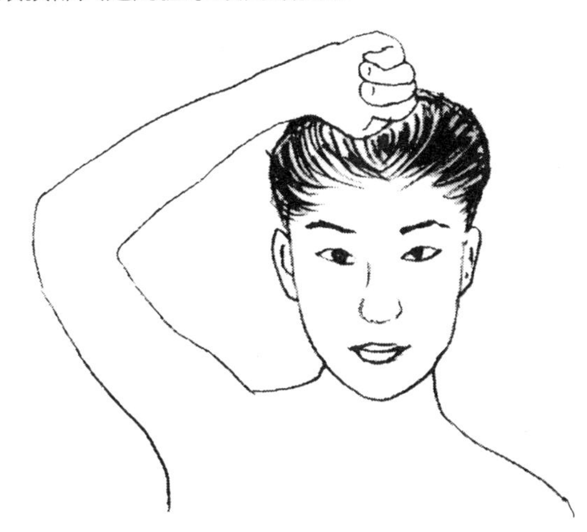

指壓角孫穴

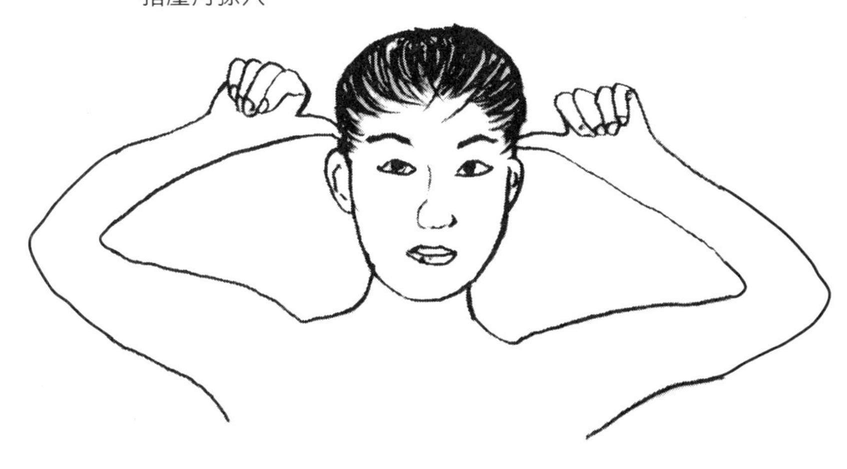

第三章

使頭腦清晰的穴道療法

症狀別治療・1

1 秘傳・帝王御用的頭腦明晰穴道

◎中國四千年歷史實證的七個名穴

自四千年以前的古代中國，就傳襲使頭腦明晰的穴道療法。據說，幾乎成為秘傳，只在重臣皇帝間承傳。日本古代武將武田信玄的軍師山本勘助，經常在前額頭部的穴道「神庭」施灸，意味著保持頭腦明晰的願望不分國籍，山本勘助明瞭中國秘傳的存在而施灸。顧及中國和日本文化交流的歷史，採納中國古來兵法，此種推測是有所根據。

但是，山本勘助施灸的部位和中國秘傳的穴道，不盡相同，是遺憾之處。其只對於前頭部的一個穴道施灸，而中國秘傳的穴道位於頭頂部至後頭部，圍繞分佈於腦部。現在介紹秘傳的穴道。

在報刊上曾報導過勞死的熱門話題。以上班族為主上，至董事長下至一般職員的血氣方剛男性，某日突然倒下，如燒盡的蠟燭般死亡。因過度使用神經，操勞體力過盛，壓抑太久而倒下，此種症狀以三十歲後半至五十歲前半者居多，從中間階層至高級幹部，其責任愈重愈具危險性，可說上班族中最恐怖的殺手。

在日本見事態嚴重的律師及醫生，始倡「過勞死是勞動災害」。組織壓抑疾患勞災研究會，設置「過勞死一一〇」的諮詢機關，據說，每日平均接到六十件的諮詢案件。

根據研究會的報告指出，發症例子中最多為急性心律不整二九％，第二位是蜘蛛膜下出血二一％，其次是腦出血二〇％，造血心肌梗塞一一％，腦梗塞九％，腦中風二％，其他為八％，有關心臟和腦部死因居多，佔全體五二％。

曾在電視廣告中出現兩姐妹說：「最近，父親經常說十分勞累，真可憐，像那種公司應儘快辭職。」

確實，對於為人父者來說，真是欲哭無淚，在現實社會中，雖是如此但不能對女兒說：「謝謝你們的關懷，那麼爸爸辭職好了。」

此時，女兒或是太太熱忱替丈夫或父親指壓頭部穴道，那麼，父親定會感覺到家人十分關懷，頭腦也能清晰，有一舉兩得的功效。

◎七處名穴

帝王作為治療的頭部穴道，位於頭頂部三處，太陽穴一處，側頭部一處，後頭部二處，這些穴道完全將腦部環繞的情況，現在從頭頂部依順序說明。

探求秘傳的帝王穴道

【頭頂部穴道】

①首先，說明「百會」穴，其連接兩耳上端的橫線和正中線（臉部中央線的延長）的縱線位於頭頂附近交叉處，即是「百會穴」。

②從「百會」在正中央線上距離兩指寬，朝臉部方向為第二個穴道「前頂」。

③第三處穴道為「通天」。是從「百會」距離連接兩耳上端的橫線，約兩指寬左右的部位。

【側頭部和太陽穴的穴道】

④側頭部穴道位於兩耳上端的上方位置，稱為「角孫」穴。以手指按壓向左右

◆頭腦明晰・七個名穴・1◆

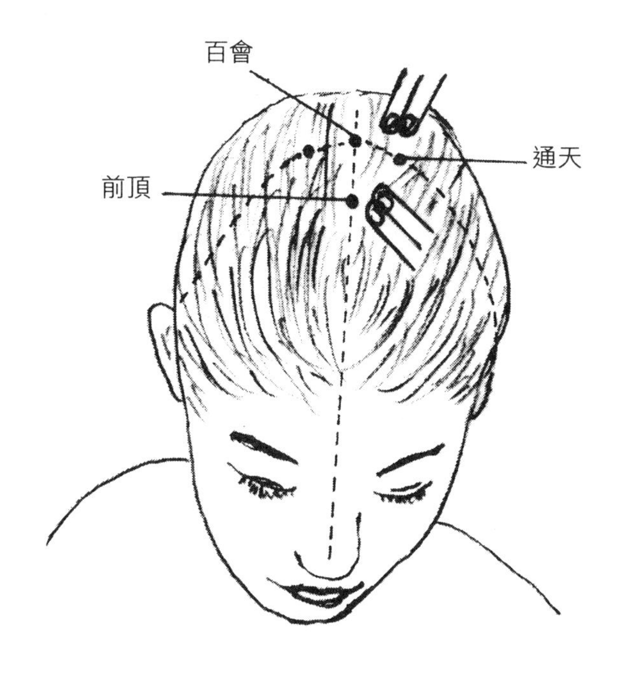

百會——連接兩耳上端橫線和縱行中央線交叉點。

前頂——位於正中央線上百會穴約兩指寬，朝臉孔方向。

通天——位於百會兩指寬靠近耳朵方向。

搖動，有硬硬的觸感，立即可判斷出。若不知兩耳上端位置，以手將耳朵垂直往前壓下，此時，將耳朵銳角壓在側頭部就是「角孫」穴。

⑤接著，尋找稱為「太陽」的穴道，從眉毛外側距離一指外側的垂線上，眉毛和眼尾的中間高度，稱為「太陽」穴。

【第六、七穴，位於後頭部】

⑥觸摸後頭部中央，可感覺到突起骨頭。而骨頭突起處上方為凹狀，從凹狀部位中央距離一拇指寬左右位置，就是第六穴道「玉枕」。

⑦第七穴道稱為「上天柱」，撫摸後頭部可感覺二條縱行粗筋，在肌肉外側由下往上摸接觸骨頭部位，就是「天柱」穴。從「天柱」到距離一拇指寬上方的頭蓋骨上穴道為第七穴道「上天柱」。

此為已傳襲四千年歷史的頭部名穴位置，看這些圍繞腦部的穴道，即知道是刺激腦部的穴道。

◆頭腦明晰・七個名穴・2◆

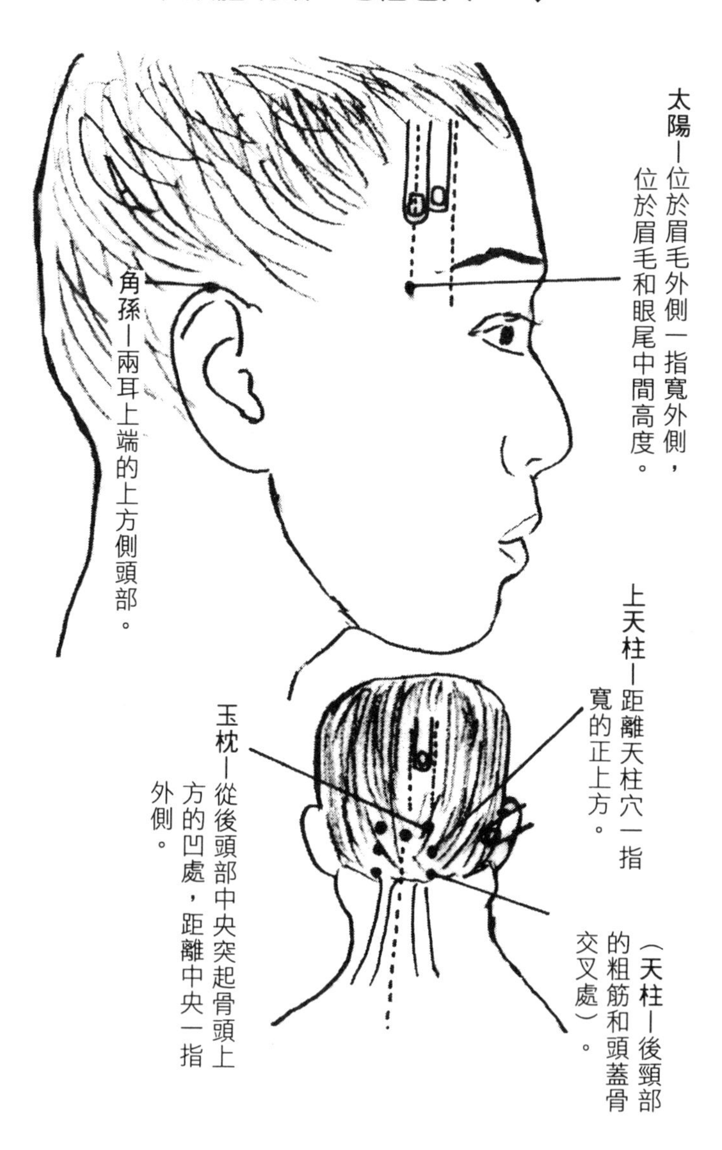
太陽—位於眉毛外側一指寬外側，位於眉毛和眼尾中間高度。
角孫—兩耳上端的上方側頭部。
上天柱—距離天柱穴一指寬的正上方。
玉枕—從後頭部中央突起骨頭上方的凹處，距離中央一指外側。
（天柱—後頸部的粗筋和頭蓋骨交叉處）。

自己施行的指壓法

七穴的刺激法較為簡單，其一切位置皆為手可觸摸的範圍，可使用多種方法，而最簡易為指壓法，這時因頭髮具有緩衝、吸收作用，必須加力量指壓，因此，七穴都在指壓時感到疲勞而心生放棄。建議各位使用手指頭具有衝擊力量者較佳，以握拳時拇指和中指關節所形成的銳角，頭頂部使用拇指關節銳角，後頭部以中指的關節銳角。

至於位於側面位置的「角孫」，以兩手拇指按在穴道處，左右同時指壓即可獲得更好效果。而「太陽穴」以一面轉和按壓的狀態較好。

一個部位作五次，勿急遽加壓力，而以「一」「二」「三」的數法至「三」再加力量，盡力加壓指壓為要訣。

以「爸爸，你振作些」的心情下用手指指壓

如前所述，穴道可以自己加以刺激，得到相當效果，但缺乏溫熱感。

治療疾病時，治療本身雖然重要，但是，精神的問題也不可忽視，精神上想治好以及周圍人們的溫情關懷，可獲得良好影響。

◆穴道刺激法◆

頭頂部的穴道以握拳形成的關節銳角指壓

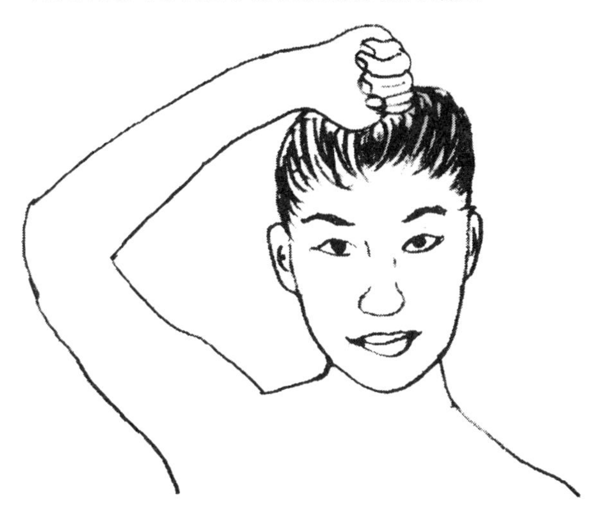

角孫的指壓法

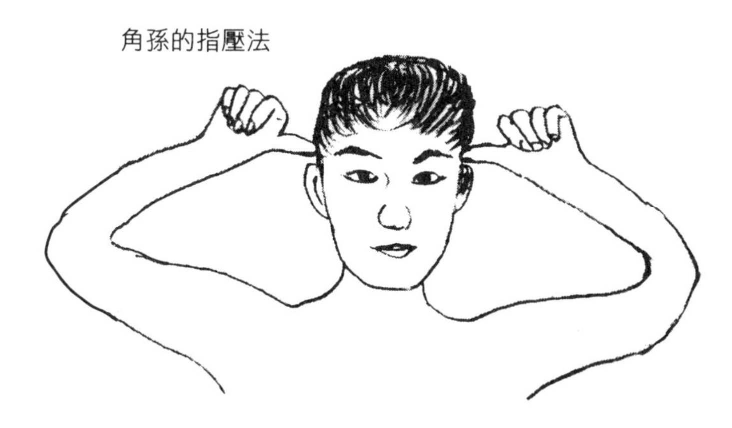

例如：在疲憊不堪的父親背後說：「爸爸，你要振作些」的心情下替他指壓，或者夫妻、親子間互相指壓，也具神效。

頭部七穴的指壓並非只有上班族才需要，對準備升學考試的孩子們，或因家事勞動或因上班而疲勞的太太，一面說明本書所寫的效果療法，然後說「我來嘗試看看」而為對方指壓。

一個部位指壓五次，那麼，孩子們或太太必然有所回應，七穴共指壓三十五次就足夠。

被施壓者端坐於椅子上，臉部朝正面，全身力量都鬆弛狀態接受指壓。

施術者則繞至對方背部站著，由兩側抱著頭的姿勢，以拇指按於各穴道，將體重附合於拇指上指壓。

若指壓力量不夠的女性或孩子，可利用圓木棒、筆套的部分或鉛筆上附有橡皮的部分，垂直按於穴道加壓即可。全家人互相健康指壓，是真正維繫感情和肌膚親情的方法。

「爸爸，你要振作」而指壓

利用圓木棒、筆套等指壓

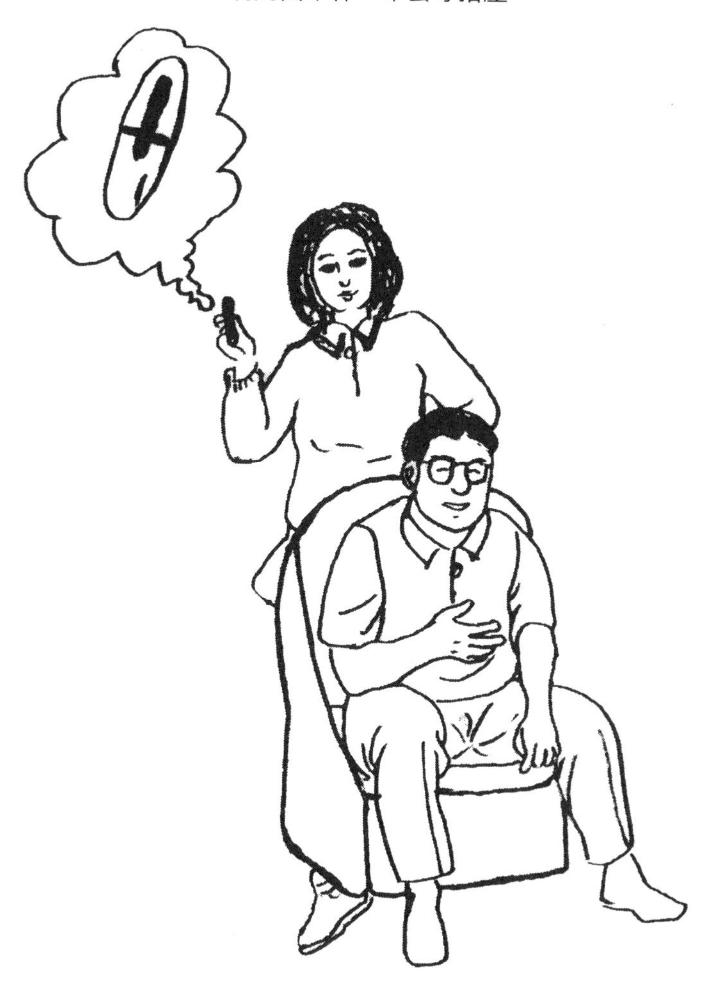

◎指壓前以溫冷療法有鬆懈感

頭部七穴是保持頭腦明晰的穴道，前面說過，但並非只意味使腦部更靈活的效用而已。

人天生都具有其本來的能力，不因指壓而成為天才，而是刺激穴道使腦部活性化，排除使腦部機能鈍化的「蓄積疲勞」，促進其發揮天生能力為目的的療法。

過勞雖不致死亡，但精神疲勞、神經疲勞過度後，額頭則感到戴著帽子般，更嚴重時會引起頭痛或噁心。

這種狀態稱為「肌肉緊張性頭痛」，神經緊張而使血行滯留，如果不加以改善則更加惡化，是造成抑鬱症或蜘蛛膜下出血的遠因。以七穴消除腦部疲勞使其機能活性化，另一方面是促進血液循環，消除緊張不可或缺的療法。

此療法是第二章所述的頭部溫冷法，亦是同章節說明利用生薑的刺激作用頭寒足熱法，在指壓前參照第二章的方法先嘗試其中一種。

◆頭寒足熱法◆

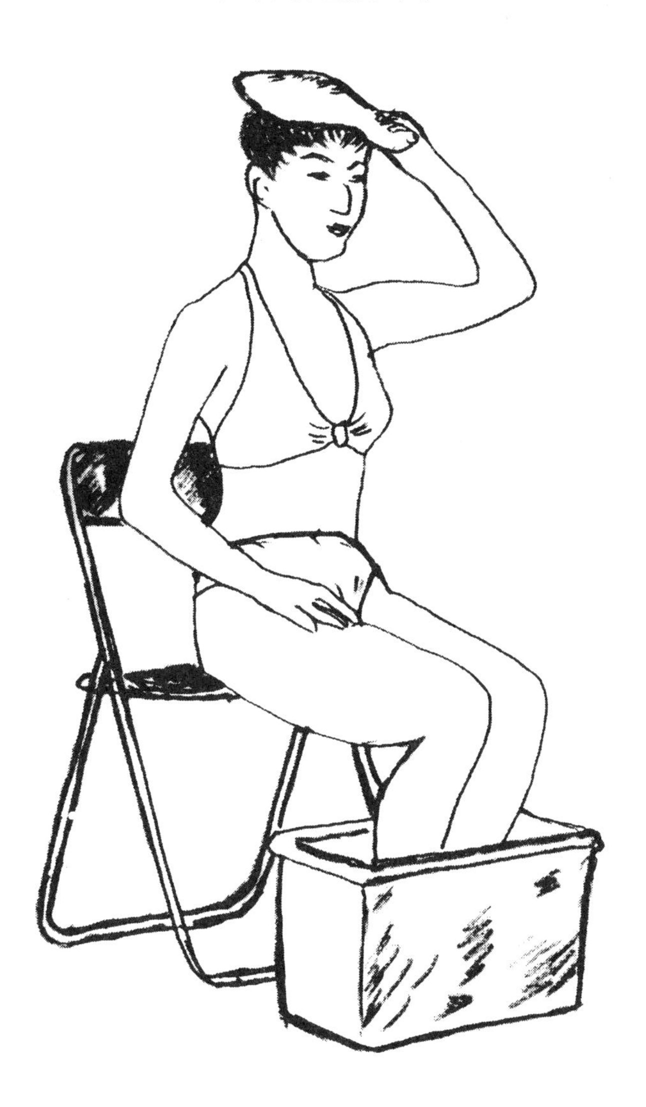

2 一日刺激三分鐘使記憶力倍增

◎在做功課前以溫冷法消除日間疲勞

用腦過度，並非只有父親，在激烈的升學競爭中，準備課業的孩子們其頭腦亦是，升學競爭從幼稚園已開始，其神經或頭腦疲勞情況相當嚴重，若只為升學準備課業並無大礙，但白天上學，在學校裏也有社團活動，雖然年輕氣盛可以充沛活力來彌補體力的耗失，但是，疲勞會積存，導致腦部機能消失，使坐在書桌前功課遲遲不能進展。

此時，必須先消除日間疲勞，使腦部活性化，整備學習態勢。

為此，不妨進行溫冷療法，就是第二章「五種重要基本技巧」中所說明，交替使用加溫的蒟蒻、冰枕來刺激的頭部溫冷法。不僅使頭部血行暢通，也能促進全身血液的循環，使白天在學校生活中所累積的老廢物（疲勞要素）排除體外。所要時間只需二十分鐘，不會太費力。以第二章之要領來實施。

◆蒟蒻溫冷法◆

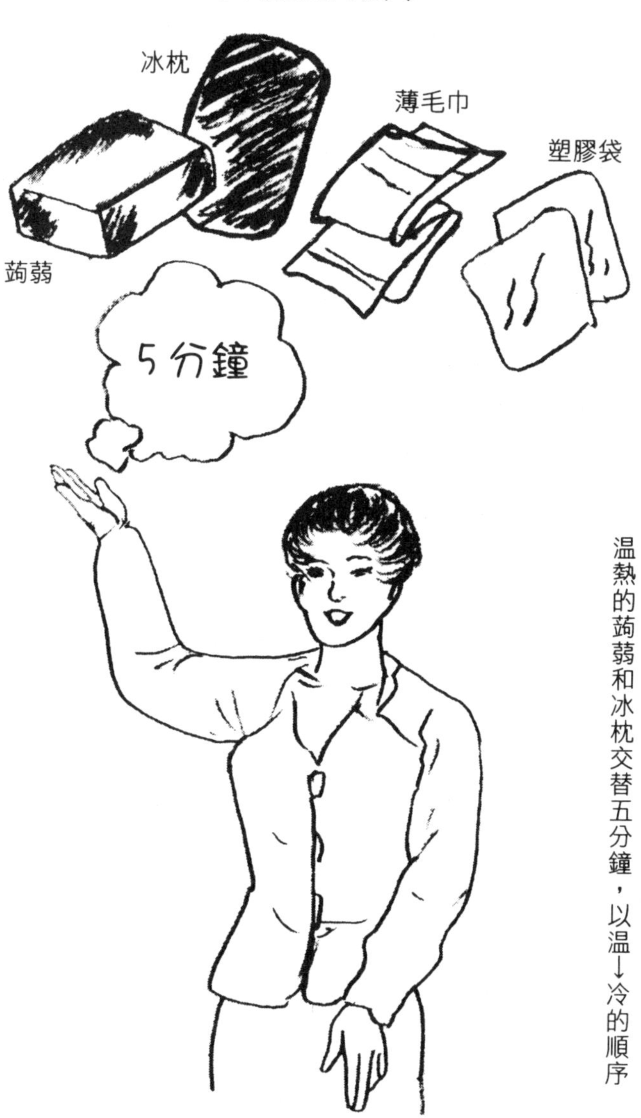

溫熱的蒟蒻和冰枕交替五分鐘，以溫↓冷的順序

此外，母親們可能較為辛苦，對加溫蒟蒻或冰枕，為節約本人的時間，可事先加以準備。

◎提高效率的指壓

以溫冷法消除日間勞累，再使用提高效率的指壓。調整腦部機能，促進頭部旋轉穴道療法。首先，從穴道開始說明。

改善頭部旋轉的五種穴道

【後頭部的兩個穴道】

①其一是所謂「風池」穴，觸摸後頸部與頭蓋骨之間有兩條粗筋，從粗筋外側向上摸，會摸到頭蓋骨，從碰到頭蓋骨向外側粗筋一拇指寬，在頭蓋骨的下端就是「風池」。

②另一穴道是「玉枕」，撫摸後頭部正中央時，會感覺骨頭突出部位，這個穴出骨頭的直上方有個凹部，「玉枕」位於凹部中央一拇指寬外側處。

◆促進腦部旋轉◆

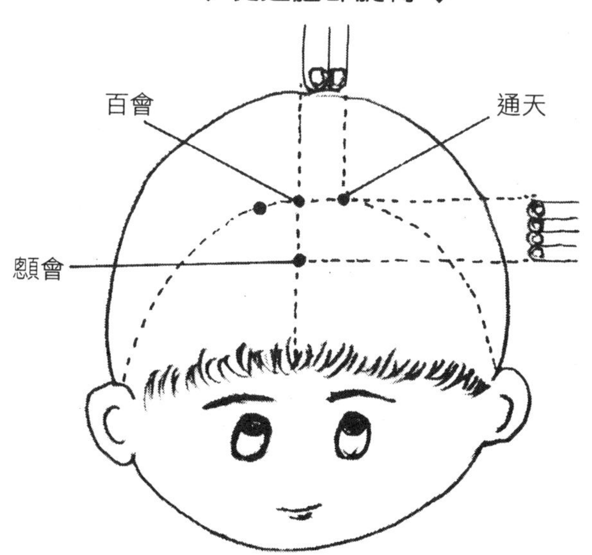

百會—連接兩耳上端橫線與縱向中央線交界點。
通天—從百會距離兩指靠近耳朵部位。
顖會—從中央線上四指靠近臉的部位。

玉枕—後頭部中央突出骨的上面凹部，一指外側部位。

風池—從後頸部兩條粗筋與頭蓋骨之間，一指外側的頭蓋骨下端。

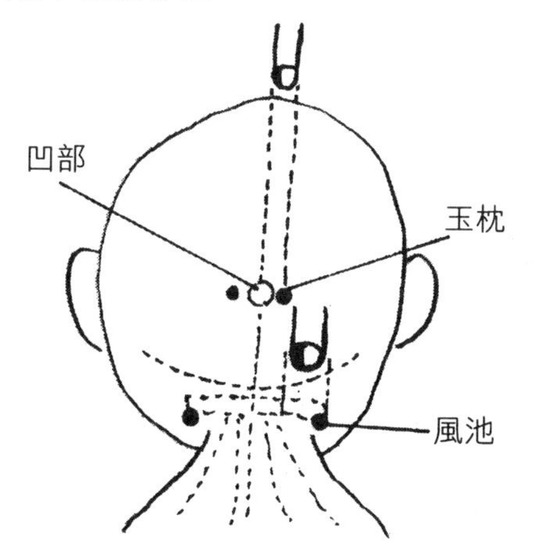

【頭頂的三個穴道】

③找到後頭部穴道後，再尋找頭頂部的穴道。第一個穴道是頭部穴道的關鍵「百會」。連接兩耳上端的橫線和臉部中央線延長的縱行正中線，在頭頂附近交界的點就是「百會」。不諳耳朵上端時，將耳朵向前傾的上面所形成的角即是。

④第四穴道是「通天」，從「百會」在連接兩耳上端橫線上左右距離食指和中指寬的點。

⑤最後的穴道為「顖會」，位於從「百會」的正中線距離四隻指幅（除拇指以外併攏四指寬），向臉部下方的部位。

頭部的穴道若使用指尖來壓，將被頭髮所吸收，刺激效果減半，應該以握拳時的拇指關節的角來按壓。

此外，「風池」穴以拇指指尖豎立起來按壓，左右形成對立的「風池」「玉枕」「通天」穴道，也左右同時指壓。

◎讀書若集中力遲鈍

進行讀書時，隨著時間的拉長，效率將漸漸降低，在集中力遲鈍之後，注意力就隨之散漫。此時勿需太過勉強，應將眼力離開筆記本，放下鉛筆，施行使集中力集中的方法來指壓。

此外，母親送點心時，輕輕地給孩子指壓，母子一起努力的整體感，能使孩子精神鬆弛。以下介紹恢復集中力的穴道。

恢復集中力的穴道

【對疲勞神經產生作用的三種穴道——「神庭」「太陽」「天柱」穴】

①「神庭」位於臉部上，在臉部中央線的延長線上，從髮際距離一拇指寬處，「神庭」對腦部前頭葉產生作用，前頭葉在腦部中有關智慧的腦皮膜，能提高變為遲鈍的思考力。以握拳時拇指形成關節的角用力按壓。

②「太陽」位於鬢角的凹部。從眉毛至外側下端一指半（以食指和中指測量）外側的垂線上，位於眉毛及眼角的中間高度。

③「天柱」位於後頭部。後頭部有兩條粗筋，以手沿粗筋外側向上摸，就會遇到頭蓋骨，所碰到之處為「天柱」。此穴對於頭筋堅硬、肩膀堅硬有效的穴，使頭筋至腦部血液循環順暢的作用。一人做時，以雙手拇指指尖置於穴道左右，同時加

◆恢復集中力◆

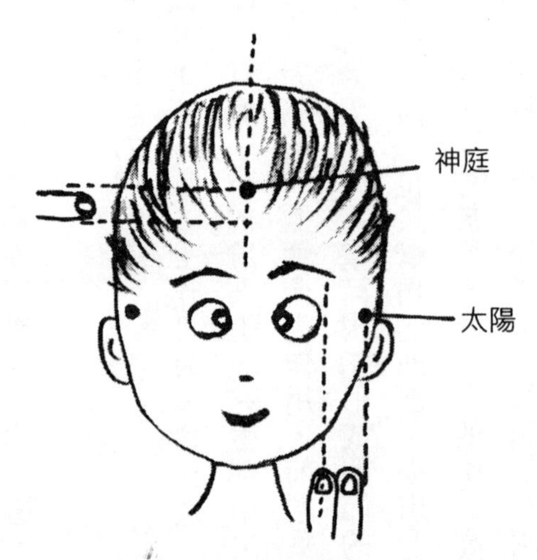

太陽—從眉毛外側距離一指半外側，在眉毛及眼角的中間高度。

神庭—中央線上從髮際離開一拇指的上面。

天柱—後頭部粗筋與頭蓋骨交叉處。

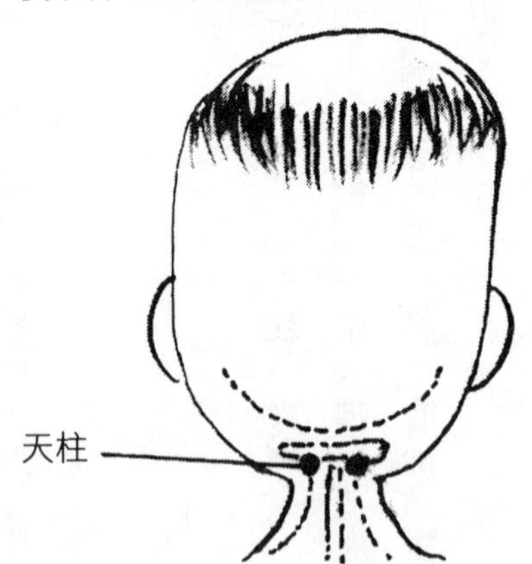

壓；別人指壓時，以一手支撐額頭，另一手的拇指抵住穴道來按壓。

對此二穴進行指壓，能使疲勞神經恢復正常，使神經疲勞消除後，再做產生幹勁的指壓。

◎振奮精神的指壓法

手足的穴道

①第一穴道位於足部的「足三里」，膝蓋骨下端四指寬下方的筋骨外側邊緣，以兩手握住腳的一般方式，而兩隻拇指重疊用力按壓。

②接著，是手上的「曲池」和「少衝」。「曲池」是將手彎曲時軸內側的拇指側端，以手臂舉起胸前，用另一手拇指指尖按壓。「少衝」位於手的小指指甲靠中指側的根部，將拇指和食指夾住指甲揉壓。

以上療法到此為止，因活動身體神經機能才能恢復正常，坐在椅子上，做簡單體操調劑情緒。

◆振奮精神◆

少衝—位於小指指甲靠中指側的根部。

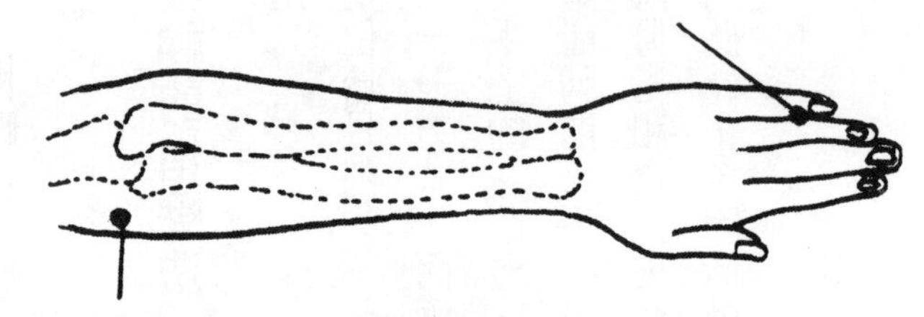

曲池—手彎曲時軸內側的拇指側端。

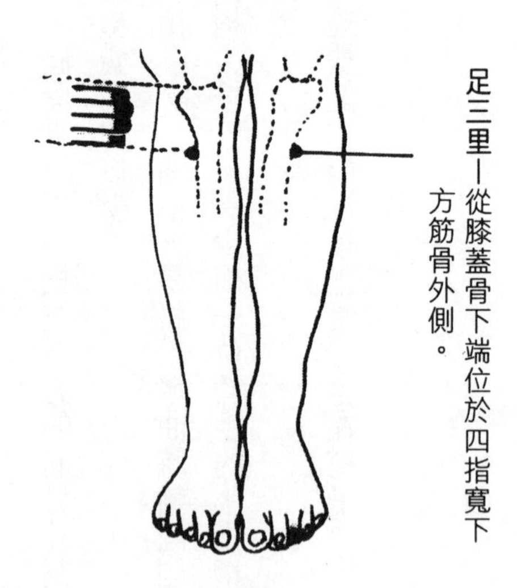

足三里—從膝蓋骨下端位於四指寬下方筋骨外側。

◆腦部清晰的三分鐘體操◆

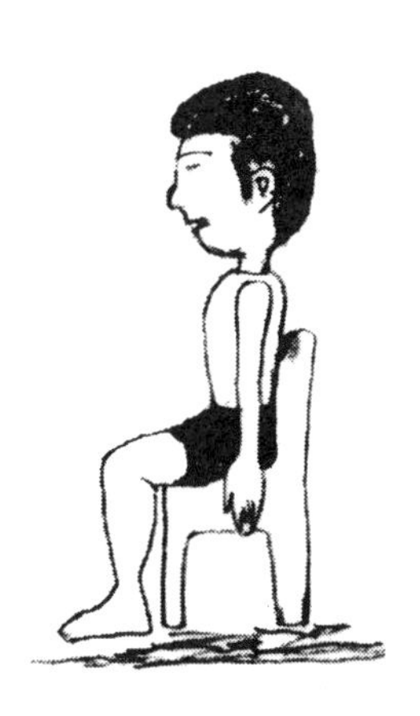

①以上身緩慢向前傾倒，至胸部接觸膝蓋程度。

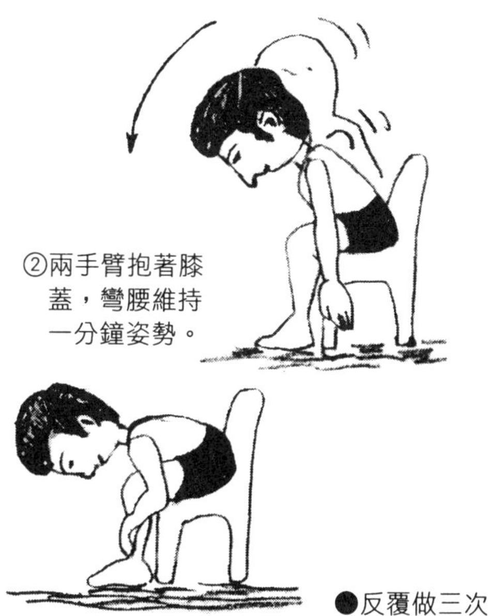

②兩手臂抱著膝蓋，彎腰維持一分鐘姿勢。

●反覆做三次

坐於椅子上的三分鐘體操

①上身緩慢朝前，至胸部接觸膝蓋的程度。

②兩手抱著膝蓋；彎腰維持一分鐘，反覆三次。

如此一來，腦筋清晰，能以充沛活動繼續未完成的工作。

◎考試前夜鎮定法

明天考試，是以往持續努力的總決算日。應有充分睡眠，以最佳身體狀況應付考試。依照往常習慣就寢而足眠，但是人是具感性的，此時保持冷靜十分困難，過度興奮易造成失眠。

應利用鎮定興奮的穴道療法，但此時很難想到此點，因此，奉勸以不費精神的踝足溫冷法，用蓮蓬頭淋浴。

以蓮蓬頭淋浴能鎮定興奮

①首先，將水溫調整為比平常淋浴較高熱度，淋腳踝五分鐘。

②淋熱水後，再淋冷水。淋至三分鐘後，感到冷為止。

◆考試前夜的鎮定興奮◆

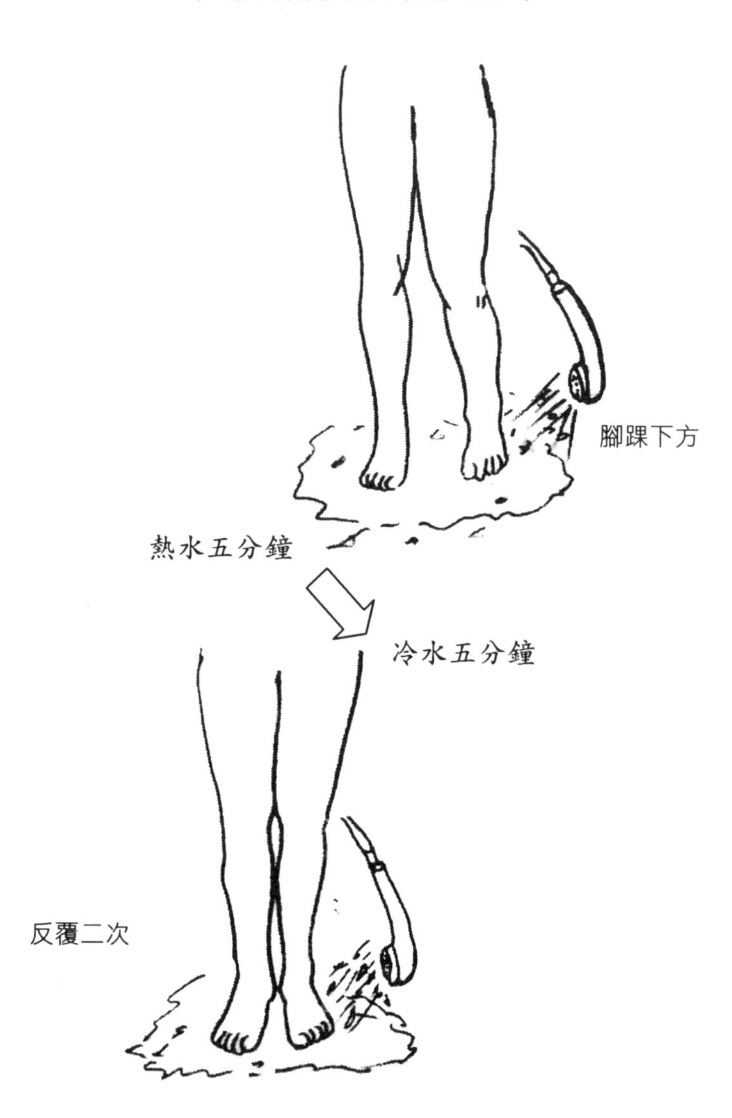

③接著，再以熱水溫熱五分鐘後以冷水冷卻，合計二十分鐘，全身必然感到舒暢無比，全身血液循環流暢，頭部血行也暢通無阻。

◎考試當天利用休息時間凌駕他人

瀕臨考試日子，不論好壞都以當天決勝負，只有盡人事待天命。若第一節考的不如意，勿需對於已成過去的事耿耿於懷，可利用休息時間調整情緒，接受下一節的挑戰。

說者容易，但以當事人而言，怎麼能儘快調適情緒呢？如果依然懷著懊惱上一節的成績，實在太不利，此時應進行恢復腦部機能的二個頭部穴道療法。

握拳敲頭

①任何一手皆可，以握拳的拇指側敲敲頭頂約直徑五公分的圓圈內十次。

②接著，兩手握拳以小指側邊，同時敲敲太陽穴凹部約十次。

現在，使用拳頭敲敲頭部或「百會」「前頂」「通天」「太陽（太陽穴）」等等活性化腦部的穴道，腦部適度刺激使降低的機能回復。

◆休息時間的刺激頭部◆

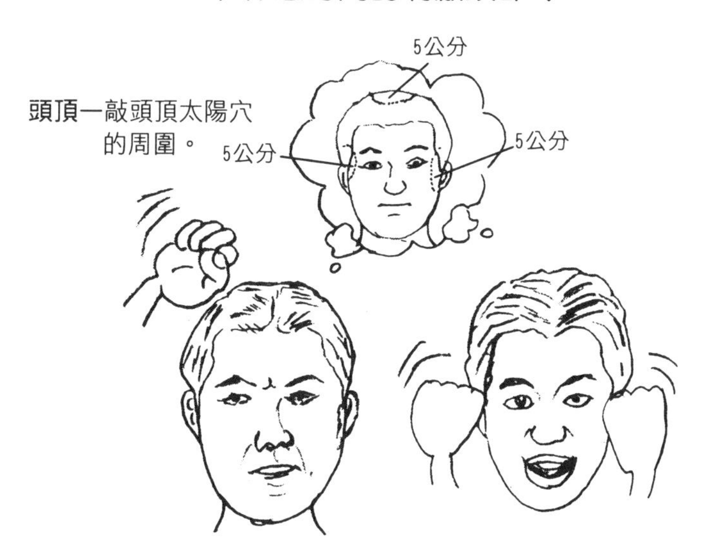
頭頂—敲頭頂太陽穴
的周圍。
5公分
5公分
5公分

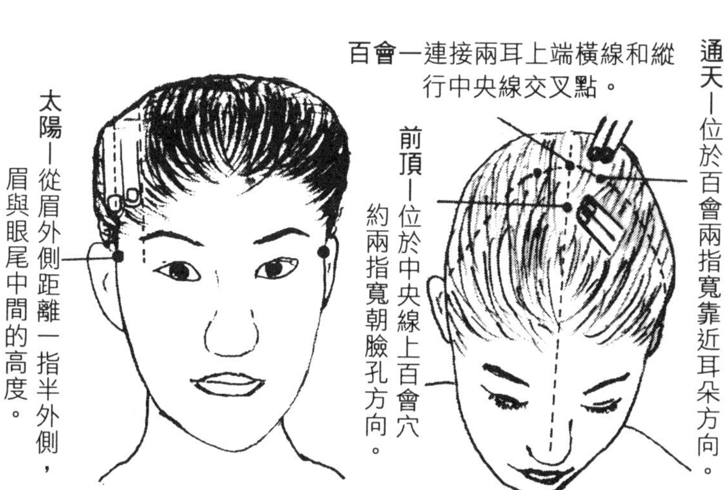
太陽—從眉外側距離一指半外側，眉與眼尾中間的高度。
百會—連接兩耳上端橫線和縱行中央線交叉點。
前頂—位於中央線上百會穴約兩指寬朝臉孔方向。
通天—位於百會兩指寬靠近耳朵方向。

以拳頭刺激後，再做簡單穴道療法，只要指壓二個穴道五、六次即可。

特效穴道指壓

①一處穴道為「百會」，位於頭頂部。連接兩耳上端橫線和縱行中央線交叉點為「百會」。以握拳時拇指關節的銳角指壓。

②另一穴道為「角孫」，位於側頭部，兩耳上端部位。以兩手拇指按在左右穴道進行指壓。

前面所介紹的是在考試與考試的休息時間之「成功」穴道療法，時間總共五、六分鐘，如此一來，個人所擁有的力量能盡情發揮。

◆必然獲勝的穴道刺激◆

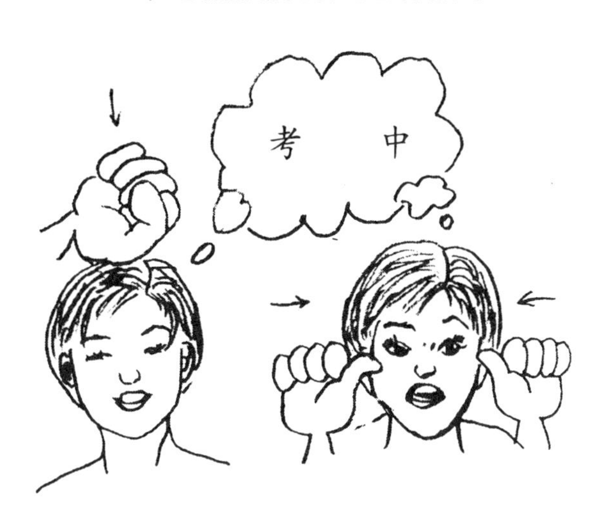

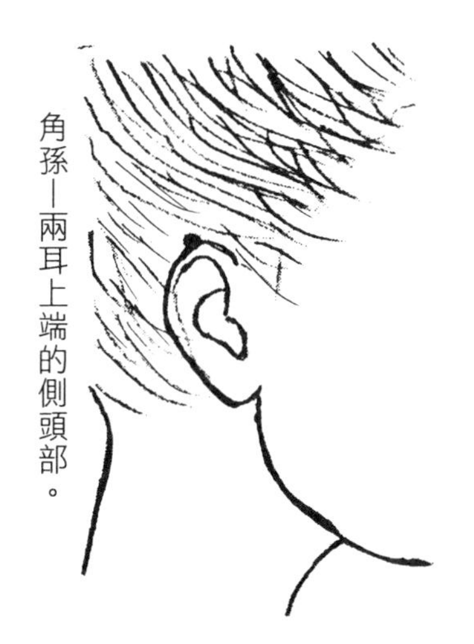

角孫—兩耳上端的側頭部。

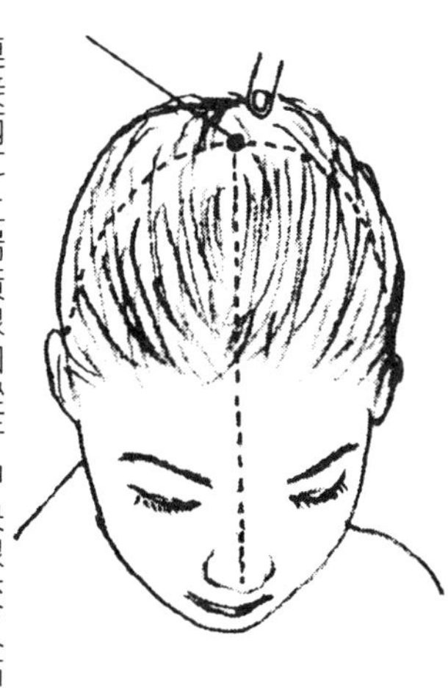

百會—連接兩耳上端橫線和縱行中央線交叉點。

3 關心焦躁的指壓

◎互相解除焦慮感

有人說，現代是迷失的時代，雖然文明已大有發展，但過於積極，使人類跟不上潮流趨勢而感到迷惑。

同時，社會環境也變化快速又多端，煩惱諸事愈多，無論在家或出外工作皆感到焦躁不堪，男性在工作崗位上被莫名奇妙的理由玩弄，家庭主婦被愈趨困難的養育孩子、教育、家計問題感到分身乏術，互相處於焦躁感之下，家庭成為劍拔弩張狀態，一觸即發而無法平靜。

以下所說明的互相解除焦躁，維繫圓滿的夫妻關係，儲蓄明日的精力。

消除焦躁的頭部穴道

【指壓穴道為額頭上「神庭」，側頭部「角孫」，後頭部「玉枕」三穴】

◆消除焦躁的頭部穴道◆

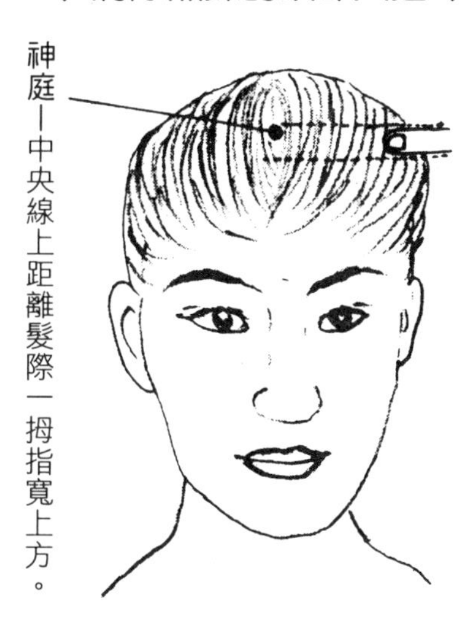
神庭—中央線上距離髮際一拇指寬上方。

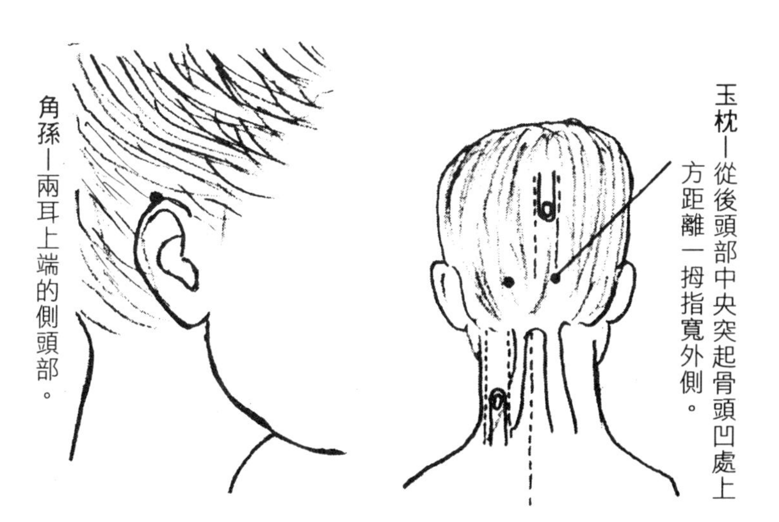
角孫—兩耳上端的側頭部。
玉枕—從後頭部中央突起骨頭凹處上方距離一拇指寬外側。

①「神庭」位於臉部中央線的延長線上，從髮際一拇指寬上方。若髮際不易辨別，是位於眉間中央四指寬的上方就是髮際，此穴是刺激中樞神經包圍的腦皮膜，能排除焦躁感。

②「角孫」位於兩耳垂直壓在前方之角上側頭部，此穴和支配自律神經的視丘下方連接的穴道，具有調整自律神經作用。

③「玉枕」尋找法如下，後頭部中央附近有突出骨頭存在，摸其上方有凹狀，「玉枕」是從凹處中央向左右距離拇指一指寬，左右的一對穴道，「玉枕」是對支配睡眠作用的腦幹網樣體有關的穴道，具有穩定心情效用。

這些是頭部穴道，被指壓者端坐或盤坐，臉部朝正面，肩膀保持鬆弛狀態，指壓者站立或跪著由背後溫柔地指壓，指壓後頸部的穴道時，一手按在額頭才能有效的用力指壓。

除這些頭部穴道外，手臂和足也有治療消除焦躁穴道，可稱為補助療法，同時進行指壓效果更佳。

消除焦躁的腕與足的穴道

【指壓手臂的「少衝」和「內關」二穴】

①「少衝」位於兩手小指指甲靠近中指側根部，以一邊的手握住對方的手，以拇指和食指夾住指甲兩邊以拇指或食指指尖指壓；此穴是調整頭腦機能。

②「內關」位於手臂內側中央的手腕橫紋距離手臂的中央線上三指寬，靠近軸的方向上方，此處需以拇指尖按揉指壓。

【以上為手的穴道指壓，然後指壓腳的穴道為「足三里」「陽陵泉」「三陰交」三穴】

③「足三里」位於膝蓋骨下端四指寬下方的筋骨外側。

④「陽陵泉」較「足三里」稍微外側，於膝蓋骨的外側突出骨下方。

⑤「三陰交」位於腳踝內側上端距離四指寬的筋骨邊緣，此穴與荷爾蒙分泌有關，尤其女性需特別仔細地指壓，對於生理中的焦躁和更年期障礙有治療效果。

確認穴道位置後，開始指壓，對於足部穴道加以溫熱更有效果，可以與施灸交互使用（參照第二章），或互相用吹風機的溫風溫暖地交互進行刺激。

◆消除焦躁感的穴道◆

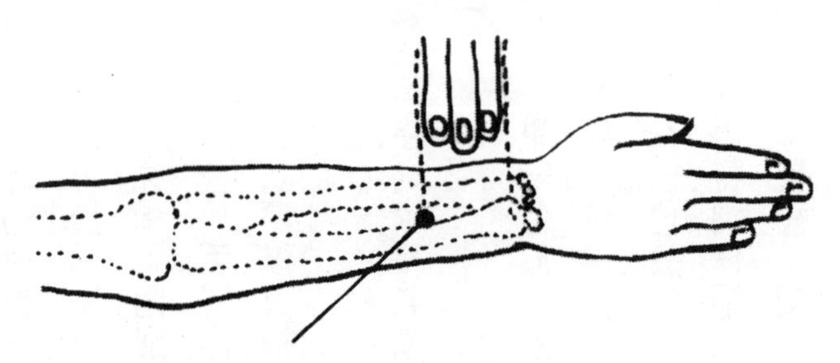

內關－中央線上手腕橫紋距離三指寬上方。

少衝－小指指甲靠近中指側的根部。

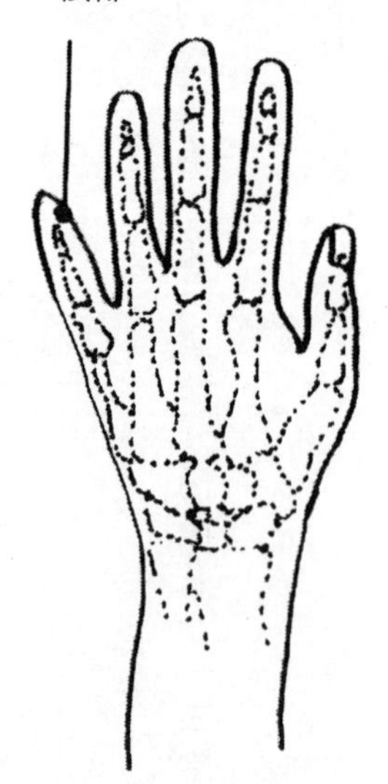

◆消除焦躁的足穴道◆

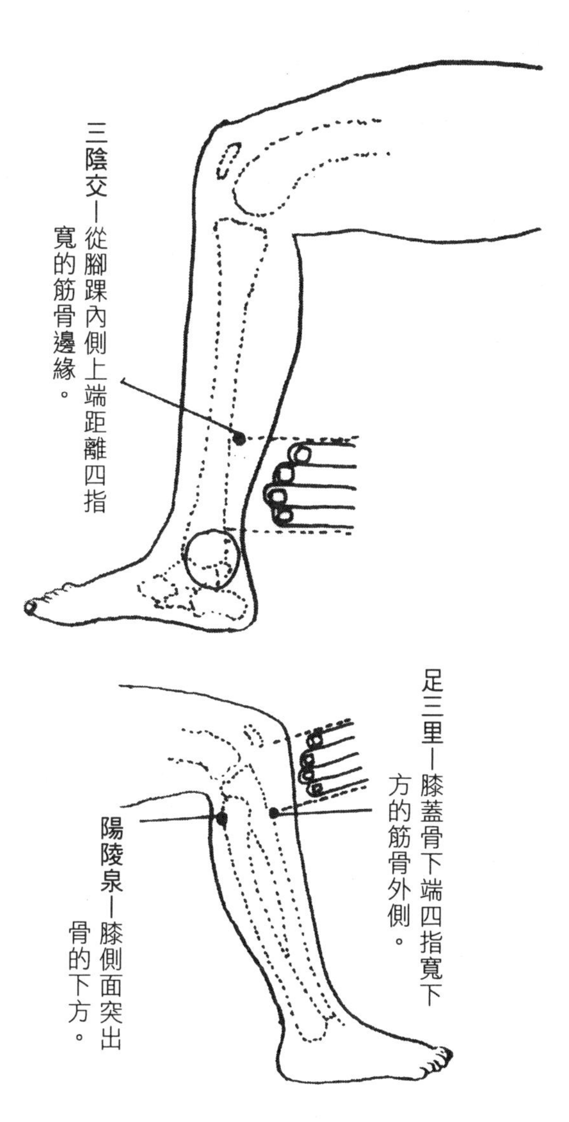
三陰交—從腳踝內側上端距離四指寬的筋骨邊緣。
足三里—膝蓋骨下端四指寬下方的筋骨外側。
陽陵泉—膝側面突出骨的下方。

◎治療頭痛

看數十年前的電影或古裝劇，經常出現太陽穴部位貼膏藥或抹酸梅皮的太太，由於忙碌，頭髮凌亂無暇整梳而做副業，或炊事、洗衣服……，揹著哭鬧不休的嬰兒，周圍還圍繞數位幼童來回奔跑，那些太太們使用酸梅皮和膏藥的目的是為治療頭痛，因為家庭主婦實在太忙碌才會引起頭痛。

雖然時代變遷，生活水準提高，可是家庭主婦依舊和往昔般忙碌。

頭痛的原因很多種，在這裏所提及頭痛是神經太緊張，精神疲勞引起的頭痛稱為肌緊張性頭痛，其特徵為肩膀或頭部感到痠痛，由於精神壓力腱或肌肉緊張，血管被壓迫，造成血液循環不暢，這種因疲勞要素的二氧化碳所引起的頭痛症狀，施行頭部穴道療法最適當，以下說明治療法。

消除頭痛的五個穴道

①側頭部的「角孫」為治療頭部的特效穴道，由兩耳垂直往前壓上方成突出銳角，位於此銳角上方高位置的穴道。對於自律神經有密切關係的腦部一部分視丘下

◆治療頭痛◆

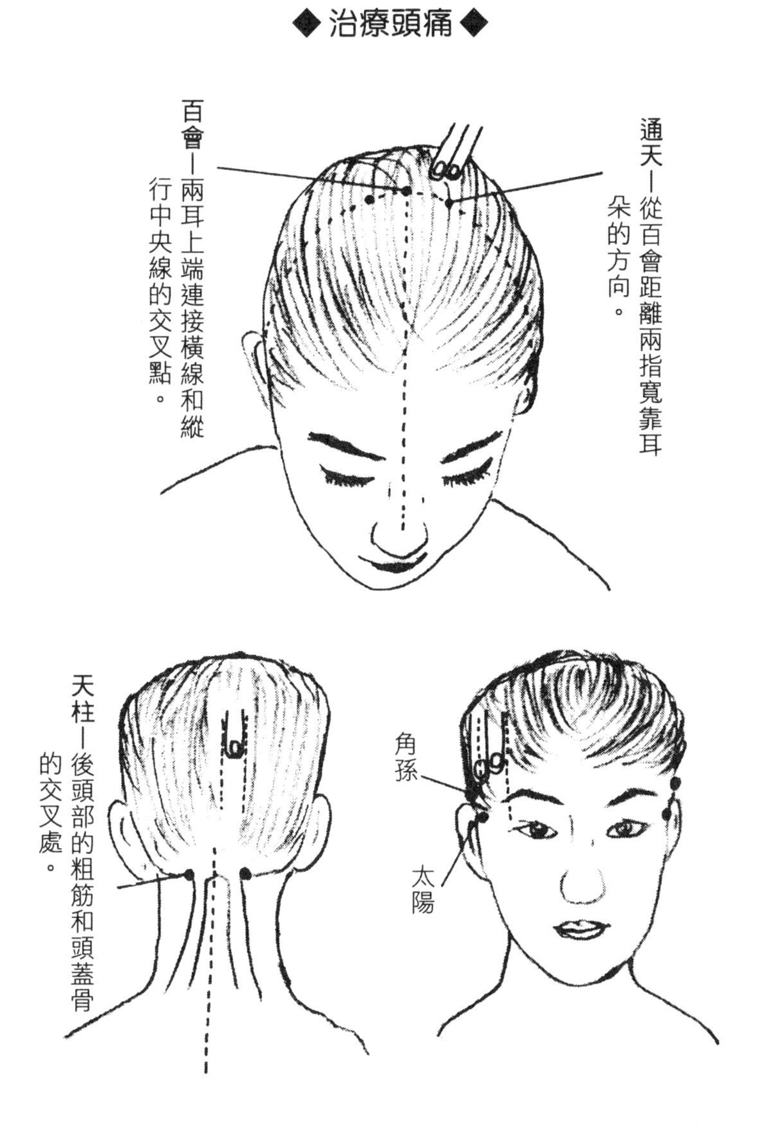
百會—兩耳上端連接橫線和縱行中央線的交叉點。
通天—從百會距離兩指寬靠耳朵的方向。
天柱—後頭部的粗筋和頭蓋骨的交叉處。
角孫
太陽

部的有關穴道，治療焦躁有效果。施行方法以兩手的拇指尖按於左右穴道，同時一面揉一面指壓。

②接著，指壓「太陽穴」，其位於眉毛外側一指半寬（食指和中指）外側垂線上，在眉毛和眼尾中間高度。此穴是腦部神經集中的重要部位，以食指按於穴道揉壓。

【指壓頭頂的「百會」「通天」穴】

③「百會」位於兩耳上端橫線和縱行中央線於頭頂附近的交叉點。以握拳時中指關節的銳角指壓。

④「通天」從「百會」的橫線距離二指寬的部位。也以握拳時的中指關節銳角指壓。

【後頭部的「天柱」】

如前所述頭痛的特徵是隨著肩部肩膀痠痛，表示血液流通遭到阻礙，「天柱」是促進頭部的血液往頭部暢通的穴道。

⑤「天柱」位於後頸部兩條粗筋和頭蓋骨交叉部位，位於粗筋外側，以手指指尖按於兩處穴道，夾住頸部的方式指壓。

這五處穴道可消除頭痛，若不將肩部或頸部痠痛消除，並非真正治療方法，除頭部穴道療法外，以下介紹消除頸部和肩膀痠痛穴道療法。

◈消除引起頭痛的肩膀痠痛

前面所述的療法並非頭部穴道療法，為消除頭痛必須進行穴道療法，肩膀頸部是血液流通到腦部必經之路，痠痛意味血液不暢通，所以肩和頸部痠痛必須解除。

消除肩、頸部痠痛

• 直接治療痠痛的穴道集中於肩膀的肩胛骨部位，位於肩部的「肩井」、朝肩胛骨方向的「天髎」及肩胛骨附近的「肩中俞」「肩外俞」。

①「肩井」位於頸的根部和肩膀正中央位置。

②「天髎」是從「肩井」距離一指寬下方部位。

③「肩中俞」位於頸部下方，將頸部朝前傾倒，在背部頸下方有突出骨頭，此

◆消除肩痠痛・1◆

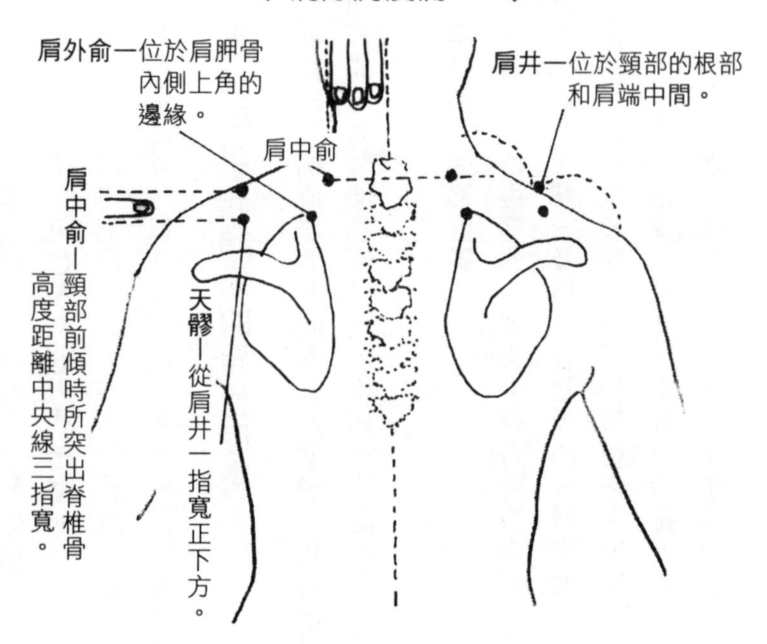

〔夫妻互相指壓背部穴道〕

指壓者以一隻膝蓋著地，兩手拇指按於穴道，附合體重指壓。

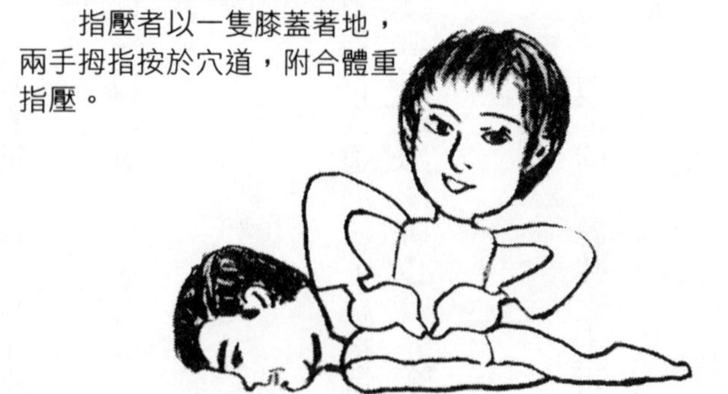

◆消除肩痠痛・2◆

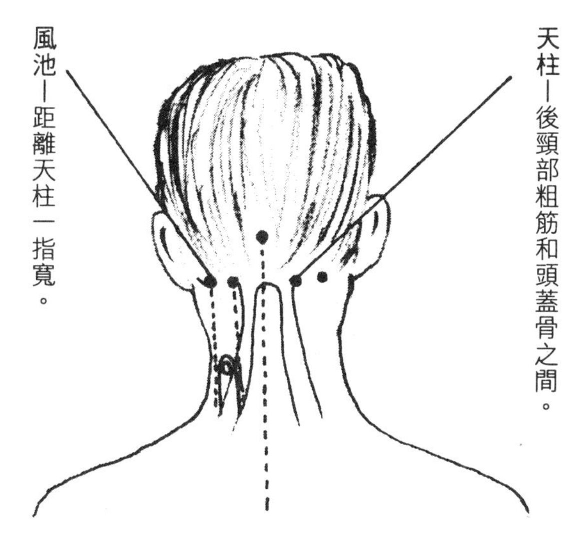

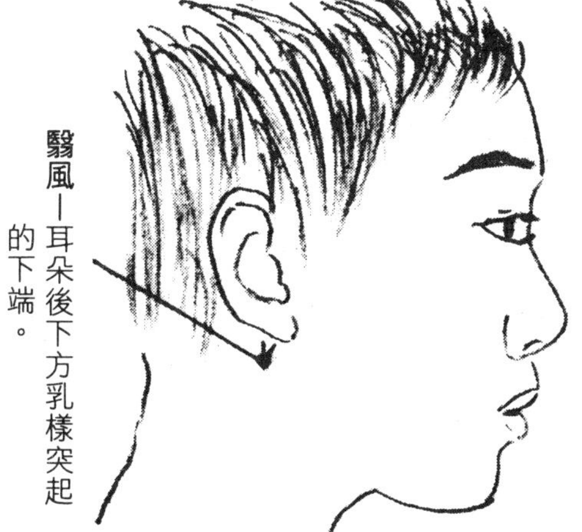

骨稱為第七頸椎棘突起，「肩中俞」位於骨頭突出高度從背部中間中央線距離三指寬處。

④「肩外俞」位於肩胛骨內側端的最上角邊緣。

⑤「天柱」位於後頸部的兩條粗筋和頭蓋骨相接的肌肉外側。

⑥「風池」從「天柱」距離一指寬外側的穴道。

⑦「翳風」位於耳朵後方，以手觸摸即知有條下垂硬骨的最下端銳角下方。

這些穴道都位於背側，被指壓者俯臥鬆弛力量，施壓者以一邊膝蓋跪下，手指揉壓於穴道，緩慢附合體重進行指壓，左右對立的穴道左右同時指壓。

◎主婦煩惱的頭部充血、暈眩治療法

家庭主婦身體的煩惱，多數為頭部充血和暈眩。暈眩是因腦貧血所導致，頭部充血都為自律神經失調造成體溫異常引起，是與腦部機能有關的症狀，由於家事勞動站立過久或生理不順而煩惱的女性，也容易出現此症狀。因此，為人丈夫者應感謝妻子為家務勞累，至少在星期日要體貼地為妻子治療。同時，女性也應學習在廚房站立時，自己來指壓的要領。

◆治療頭部穴道◆

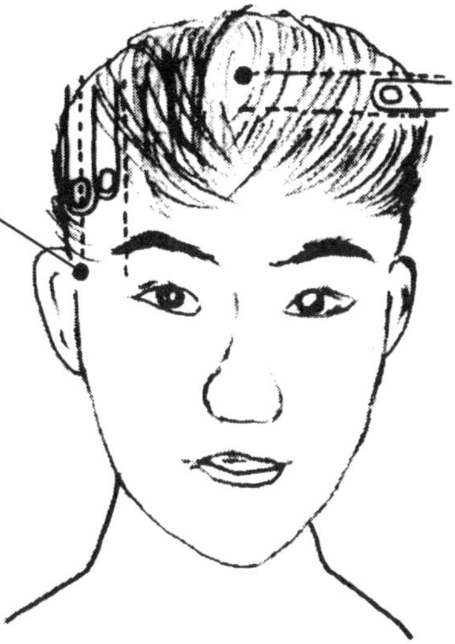

神庭—位於中央線上距離髮際一指寬上方。

太陽—位於眉毛外側一指半寬外側，位於眉毛和眼尾的中間高度。

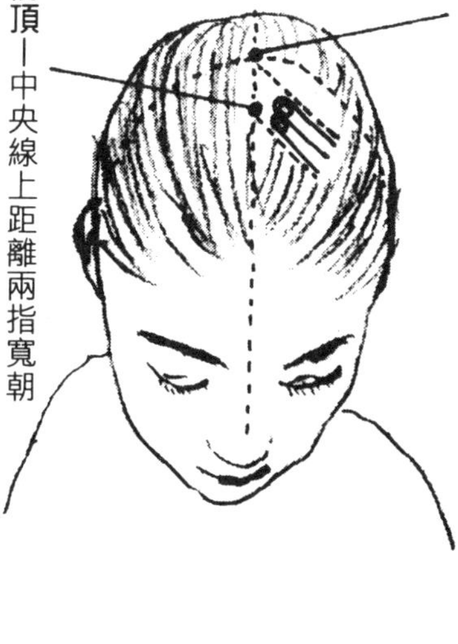

百會—兩耳上端連結橫線和縱行中央線交叉點。

前頂—中央線上距離兩指寬朝臉部方向。

治療頭部充血

•前面所述症狀因自律神經失調造成，更具體而言，由於自律神經不平衡，血管擴張及收縮作用無法順暢，而使血液上升頭部狀態。頭頂部的「前頂」，額頭部的「神庭」，太陽穴的「太陽」具有鎮壓效果。

①「前頂」穴的探求法為，兩耳上端連結橫線和縱行中央延長線在頭頂附近的交叉點為「百會」，從此點在正中線距離二指寬，朝臉部方向為「前頂」穴，能刺激腦部前頭葉，提高血液循環的穴道。

②「神庭」位於正中線上，接近臉部髮際的一指寬上方。若是髮際不明顯，從眉間中央距離四指寬上方即是，此穴能刺激神經而鎮靜興奮的作用。

自行治療時，「前頂」「神庭」以握拳形成拇指關節的銳角刺激，「太陽」以左右食指指尖按於穴道處同時指壓即可。

治療暈眩

•腦貧血和頭部充血一樣，也是因自律神經失調引起的症狀，血管的收縮、擴張無法順利，血液循環不良造成，此時，刺激手的「少海」和「少衝」穴道。

◆治療暈眩◆

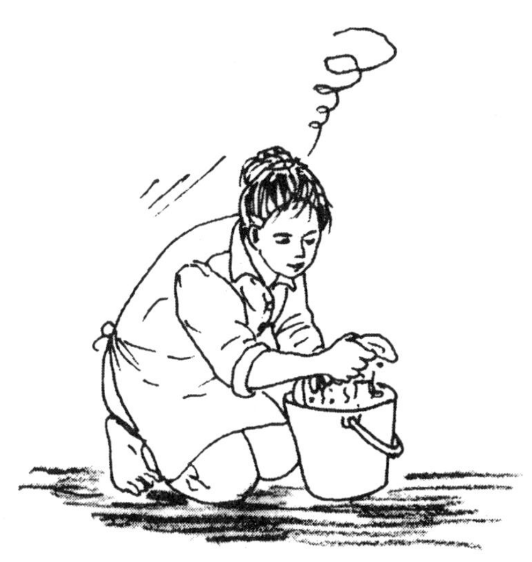

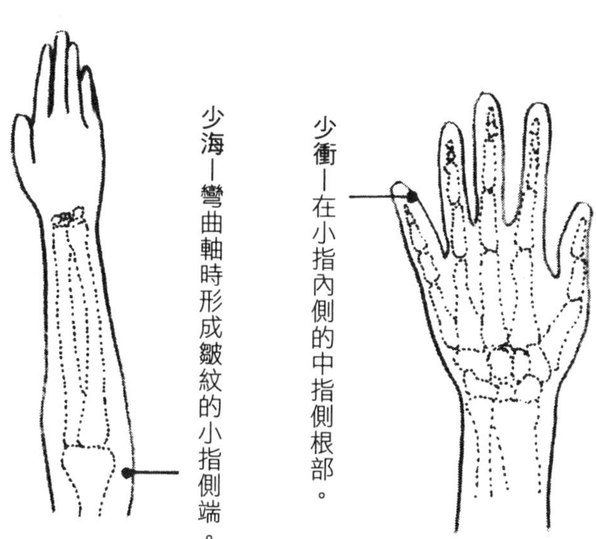

①「少海」是彎曲軸時內側皺紋小指側端。指壓穴道疼痛感會傳達至小指，此穴有刺激心臟作用，以拇指尖用力指壓。

②「少衝」位於小指內側的中指側根部，以拇指和食指夾住指甲，豎起拇指間指壓。

◎治療眼睛疲勞所引起的頭痛

眼睛疲勞有時引起頭痛、頭重症狀，有時因精神疲勞造成眼睛疲倦，有人說眼睛是腦的一部延伸而成，意味著頭與眼關係密切。

眼睛疲勞而引起頭痛的原因，是疲勞物質積存於眼睛或頭部，血液循環滯留，廢物累積所造成。

治療眼睛疲勞所造成的頭痛

• 首先，刺激消除頭痛的二處穴道——「太陽」「角孫」。

①「太陽」位於鬢角處，眉毛外側距離一指半寬外側垂線上，眉毛及眼尾中間高度。此穴通達至腦神經集中部位，是解除頭部症狀的特效穴道，以食指按於兩邊

◆治療眼睛疲勞所造成的頭痛◆

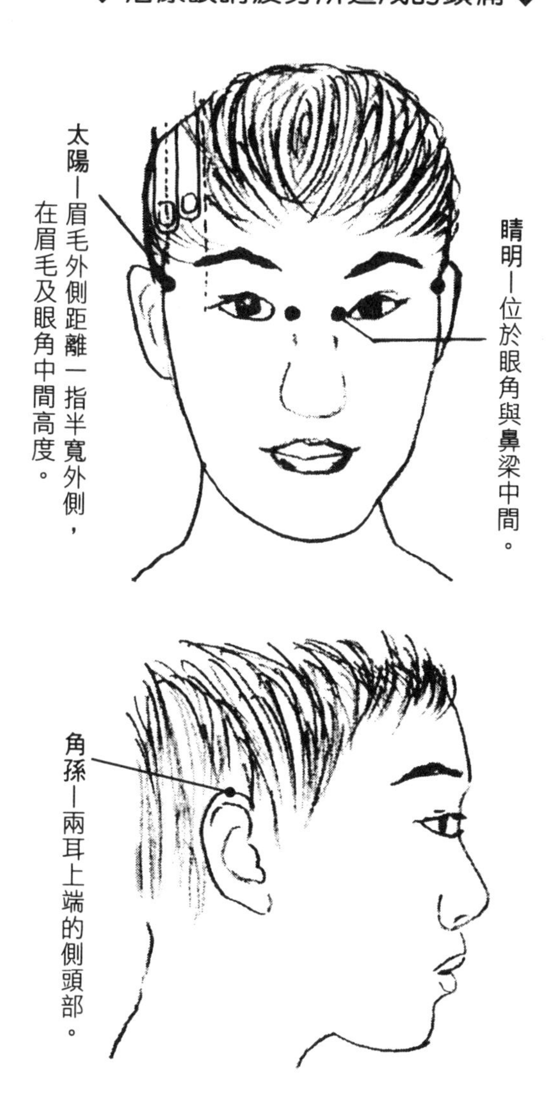

太陽穴上，左右同時揉壓。

②側頭部耳朵上方的「角孫」，對頭痛和眼病也具效果的穴道。耳朵向前垂直傾倒時突出耳朵上端位置，以手摸摸會感覺硬硬的，以左右兩手拇指尖端同時指壓。

• 指壓治療頭痛的穴道後，再施行對眼睛疲勞有效的「百會」「睛明」穴。

③「睛明」位於眼角和鼻梁中間。以食指按於左右兩邊的穴道同時指壓。但此處較脆弱，應控制力量勿用力過猛指壓。

④「百會」位於頭頂部。兩耳上端連接橫線和臉部中央線的延長線，頭頂附近交叉點，即是「百會」。以握拳時拇指關節銳角指壓穴道。

以上，四穴道一次各指壓五、六次。

前面曾說過，頭與臉有密切關係。如同蛋與雞究竟何者先存在般，仍然爭論不休。精神疲勞和眼睛疲倦的惡性循環引起頭痛，此時需同時消除精神疲勞和眼睛疲憊的穴道，加以指壓。

◎治療因精神疲勞引起的眼睛疲憊

•此種治療需指壓五處穴道。腳底的「湧泉」，手腕附近的「神門」「內關」以及臉與頭部的「睛明」「百會」。

①「湧泉」位於腳底第二趾下方的兩條皺紋交叉點，以一隻腿置於另一隻腿的膝蓋上，用拇指指尖按於穴道，豎起指頭指壓五、六次，或是俯臥倒下，請他人替你踩踩。

②手腕附近的「神門」，以彎曲手的內側小指側端，握住手腕以拇指尖端指壓穴道。

③「內關」位於手臂內側的中央線上，從手腕皺紋三指寬靠軸處。兩處穴道交互各指壓五、六次。

④臉部的「睛明」，位於眼角和鼻梁中間。以食指指端按於左右穴道，同時指壓。

⑤頭部的「百會」，位於兩耳上端連接橫線和縱行中央線的延長線，在頭頂附近的交叉點。以握拳時拇指關節的銳角進行指壓，或握拳的拇指側端輕敲十次。

◆治療眼睛疲勞◆

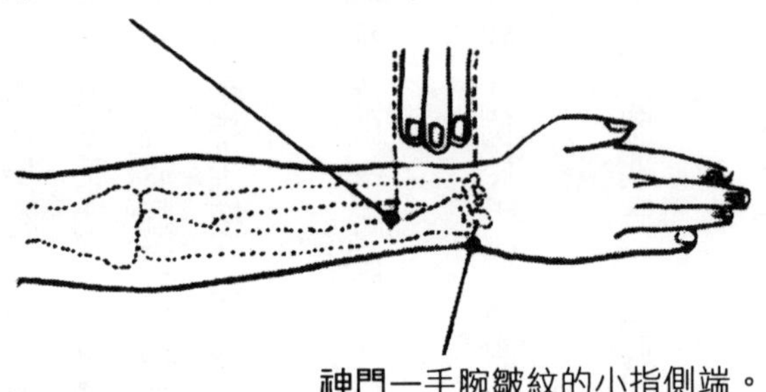
內關—於中央線上的手腕皺紋，距離三指寬處。
神門—手腕皺紋的小指側端。

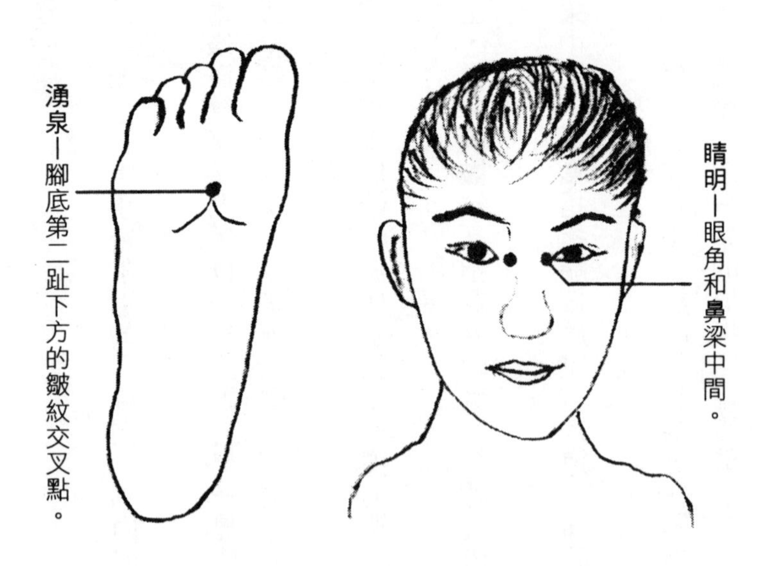
湧泉—腳底第二趾下方的皺紋交叉點。
睛明—眼角和鼻梁中間。

◎消除睡意

當頭部疲勞或持續單調工作時，陷入昏昏欲睡的狀態，眼瞼自然垂下而無法抗拒。在會議中或上課中還無所謂，如果是全家開車出門，一開始就有睡意而打瞌睡就糟糕了，此時，打瞌睡駕車因而引起車禍實在不堪想像，停車下來，刺激以下所說的穴道，則情形就會改善。

消除睡意

①具消除睡意的特效穴，是顴骨上的「客主人」穴，以眼尾摸到耳朵方向，會感覺弓狀延伸的顴骨。「客主人」是弓狀顴骨的中央骨上際。用手指按於左右穴道以指尖同時指壓，刺激五、六次，會感到清醒。

「客主人」具促進眼瞼或眼球的血液循環作用。指壓眼睛，機能也能提高，長時間發揮效力。

◆消除睡意◆

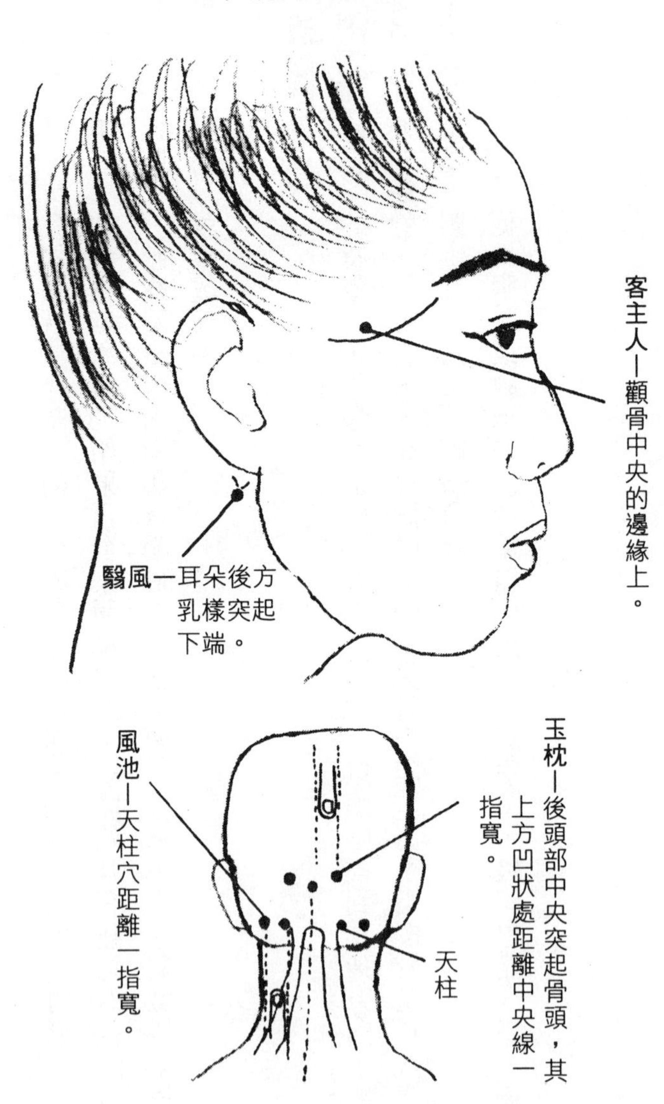
客主人—顴骨中央的邊緣上。
翳風—耳朵後方乳樣突起下端。
風池—天柱穴距離一指寬。
玉枕—後頭部中央突起骨頭，其上方凹狀處距離中央線一指寬。
天柱

若還未清醒時，指壓後頭部的「翳風」「風池」「玉枕」三處穴道。

②「翳風」位於耳朵後側，以指頭觸摸耳朵後面，會發覺下垂的骨骼，此骨稱為乳樣突起骨，此突出骨頭下端即是「翳風」。用指尖按在左右穴道，稍加指壓。此穴具有促進荷爾蒙內分泌和腦部機能作用，能使頭腦清晰的效果。

③第三穴是「風池」，其尋找方法如下，摸摸後頭部可摸到頭蓋骨方向兩條粗筋，粗筋外側往上摸會摸到和頭蓋骨交叉處，「風池」位於交叉點距離一拇指寬，頭蓋骨的下方。

④接著是「玉枕」。後頭部突起骨頭的上方是凹狀，位於凹狀高度距離中央線一指寬外側即是「玉枕」。

後頭部的穴道，由家人以慰藉的心情指壓。若是自己指壓，以握拳時的小指側邊緣敲敲後頭部，才能傳達較強刺激的效果。以時間計算，不到三分鐘的指壓，具消除睡意，安全駕駛避免車禍的神效。

◎消除失眠症

腦中有腦幹網樣體的組織，藉此組織的活動，產生睡眠機能，腦幹網樣體接送從身體末端的神經，傳達一種身體電流的刺激活動，身體電流強則眼睛甦醒，弱則昏昏欲睡。失眠症是現代病的代表症狀，此種症狀以刺激調整腦幹網樣體的活動穴道，就能解消。

治療失眠症

①特效穴道位於手腕上的「神門」，手腕內側彎曲時，關節內側橫紋的小指側端。強力指壓如通電流般疼痛，傳達至手軸方向，握住手腕以拇指指尖指壓。失眠時，指壓五、六次，如覺得不夠時可增加次數，以一面數著指壓次數，一面進行指壓，會逐漸產生睡意。

②就寢時，無法入睡者，以指壓鬢角的「太陽穴」。它是位於眉毛外側端，距離一指半寬外側，眉毛和眼尾的中間高度。以食指指尖按在穴道，左右同時揉壓。

③某些失眠者說「腳底感到燙而睡不著」，這時，指壓具特效作用與足部有關症狀的「足三里」。此穴位於膝蓋骨下端，四指寬下方位置，在筋骨外側的邊緣，坐在椅子上，抱著兩腿以兩手拇指指尖相疊於穴道，用力指壓。

◆消除失眠症◆

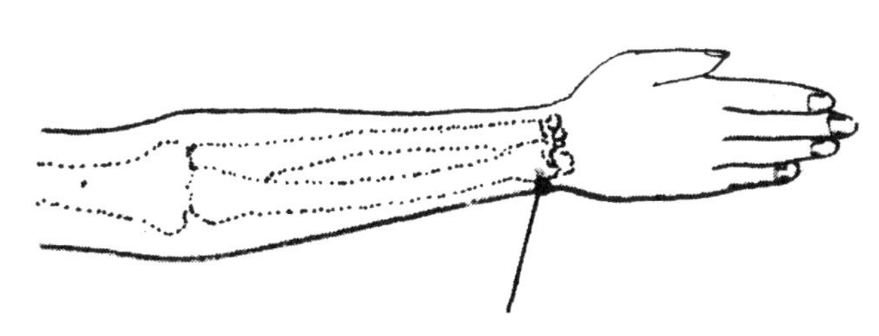

神門—手腕內側的小指側端。

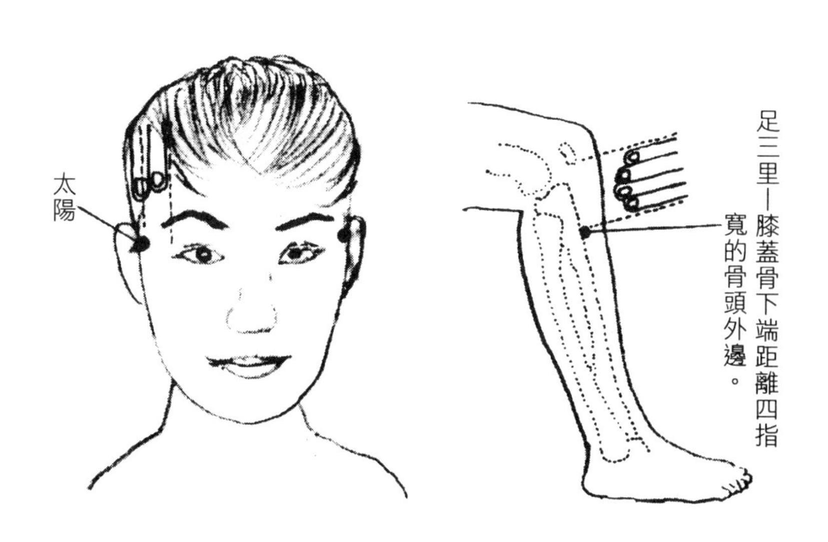

足三里—膝蓋骨下端距離四指寬的骨頭外邊。

4 以牙籤預防癡呆症

◎癡呆症何時出現？

癡呆症候出現的期間，因人而異，同時，環境也有若干差距。據說，接近三十五歲即出現徵兆。

例如，你們有沒有出現此徵兆呢？——開始對事物產生健忘感，想說的話也臨時忘記——。

有此傾向就必須留意，顯示腦部機能已喪失正常功能。出現此症候者，需要積極地對應，預防癡呆症。

癡呆症成為現實化的危險年齡，是接近退休時。以退休為界線，這樣傾向愈強烈，其惡化情形前後判若兩人。

被視為十分能幹，站在第一線奮鬪者，隨著退休的同時，如燒燼的蠟燭般成為癡呆者，像綳緊的線突然斷裂般，那可能是用腦過度，神經磨滅疲勞所致。據說，愈在最先端奮鬥者，愈易罹患恐懼症。

癡呆的原因，尚未被研究清楚，只知確實是腦部功能產生障礙，其原因可推測為如下。

①由於某些原因，腦神經細胞減少，開始萎縮。

②由於低血壓，血液循環持續惡化狀態，腦部無法獲得充分的營養，機能逐漸衰弱。

③高血壓而陷入腦部營養過剩狀態，無法發揮其機能。

④因生活環境變化，產生精神鬆弛，腦部機能鈍化。

以上被視為癡呆因素，雖非根本原因，由此可知現代人病態十分嚴重。

由於科技的進步，隨之社會環境愈趨複雜化。經常被要求從事能力以上的工作態度，使頭腦無法對應而悲鳴，加上壓抑日增，這些都會侵害頭腦。這是可見的文明病一般模式。

以上所述癡呆原因，和禿頭的模式相似，頭部血液循環惡化，腦部機能降低等共通點眾多。

近來開始出售癡呆的新藥，其效果不得而知。既然其原因無法清晰解明，就不具有普遍效用。以西洋醫學的性質來看，對於此種疾病有否根本治療效果，令人質疑。

眾人皆知，防止和治療癡呆的重點關鍵在於腦部活性化，以漢方為主的東方醫學，較藥事或外科醫療為主的西洋醫學更具效果。

東方醫學的治療根本以直接對於生命之源的腦部及神經做治療，其最具代表性的療法為穴道刺激法。它藉頭腦掃描或腦波檢查，已證實對腦具反應作用，所得的臨床例證數目眾多。在腦部機能未停止前，奉勸大家嘗試以下介紹使腦部活性化的穴道療法。

◎先刺激頭部五處穴道以回復青春

使用此種療法的穴道，和治療老人性禿頭的穴道相似，兩者皆以預防頭部老化為目的，但是，老人性禿頭治療以防止頭髮老化為主題，治療癡呆的方式則是以腦部年輕化為目的，有若干不同。

活性化腦部

①最主要的穴道位於頭頂部的「百會」。兩耳上端連結橫線和縱行中央線（臉部中央線的延長）頭頂附近的交叉點為「百會」。不了解耳朵上端位置時，以手將耳朵向前垂直傾倒，折曲時的銳角上端即是。

②從「百會」距離正中線上二指寬後方處，即是「後頂」。同樣，反方向朝臉部位稱為「前頂」，這兩處穴道是第二、第三穴道。

③第四穴道為「神聰」。從①的「百會」部位，兩耳上端距離連接橫線上一拇指寬左右部位，夾住「百會」，形成左右對立。

④第五穴道是鬢角的「太陽」，眉毛外側端，距離一指半寬外側垂線上，眉毛和眼尾的中間高度。指壓數次，即感到眼睛舒暢。

此為腦部活性化，和年輕化的頭部五處穴道。

顧名思義，「百會」是百加上會字，管理全神經的穴道，不僅使神經機能正常化，也能促進全身正常化。

「前頂」對於支配「知」（智慧）的腦皮膜的前額葉和思考領域的側頭葉，兩者一起加以刺激的穴道，因其位於前頭葉和側頭葉連接部位。

「後頂」是刺激後頭葉，消除腦部疲勞，加以活性化，又能使其休養的調節作

◆腦部活性化◆

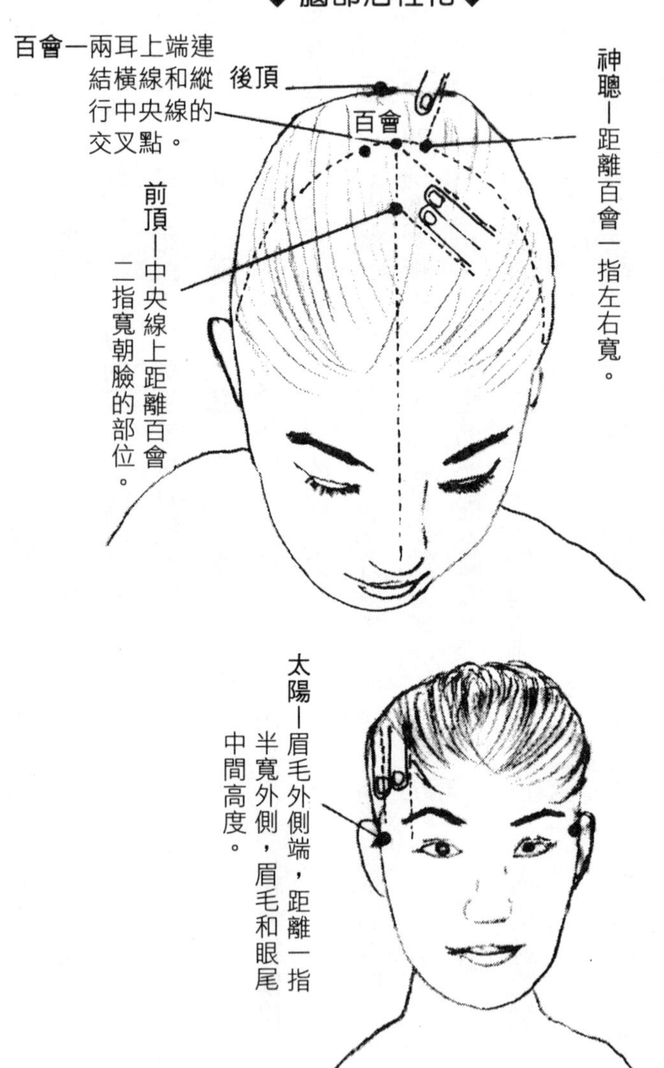
百會—兩耳上端連結橫線和縱行中央線的交叉點。
後頂
百會
神聰—距離百會一指左右寬。
前頂—中央線上距離百會二指寬朝臉的部位。
太陽—眉毛外側端，距離一指半寬外側，眉毛和眼尾中間高度。

用。刺激此穴道，可獲得完全熟睡狀態，由腦波檢查可得到驗證。是對於有劇烈的焦躁感而陷入失眠症者，最恰當的穴道。

「神聰」對於「前頂」項目所說明的前頭葉、側頭葉和「後頂」所說明的後頭葉傳達刺激，且對小腦也具反應作用。是支配神經運動器系的細胞。

「太陽」和「百會」同樣具有重要性的穴道，可說對於有關頭腦一切有影響的穴道。頭痛或疲勞時，你的手是否自然按在太陽穴呢？此時，指尖會無意識的刺激此穴，朝向腦部流通的氣血，多半通過此穴。

◎手指的指尖亦有重要穴道

與腦部關連的穴道，並非全部位於頭部，這是穴道奧妙之處，確實不同部位的穴道，影響所在的部位；令人感覺意外。

例如：前述「百會」也是痔的特效穴道，位於軸的小海穴道是治療心臟發作的穴道，人體有經絡存在，氣血（熱能）通達各器官的通路，位於通路中浮現於體表附近的部位稱為穴道。

由於浮出的部位，有時在手上有時於腳底，因此，在不同症狀的部位作穴道治療，雖然穴道位置與患部不同，不過，屬於同一經絡上，可刺激不同部位，腦亦是如此。位於手指的指尖，和手的小指指甲根部的穴道即是。

直接連貫腦部的穴道

①位於手指指甲尖端處的穴道為「十宣」，是身體中最敏感的部位之一，連接腦部的經絡從小指尖端為起點，此經絡的第一處穴道是位於兩手指的小指尖端。

②第二處穴道是手的小指外側根部「小澤」穴，以指尖端為起點，第二處浮出體表附近的穴道。

◎最有效的牙籤尖銳刺激法

前述的穴道為防止和改善癡呆症，頭部五處穴道和兩手指小指尖端處。刺激法並無任何限定，為追求更佳效果，除「太陽」的頭部穴道刺激法，目前以施灸法最好。關於施灸方法，在第二章已有詳述說明，請仔細閱讀。

不少人對施灸有抗拒感，那是因為身體體質無法施灸，加上施灸和治療禿頭不同，會受到頭髮的阻礙，所以，不能一味地使用施灸法。在此介紹與施灸相同效果

◆頭部的年輕化◆

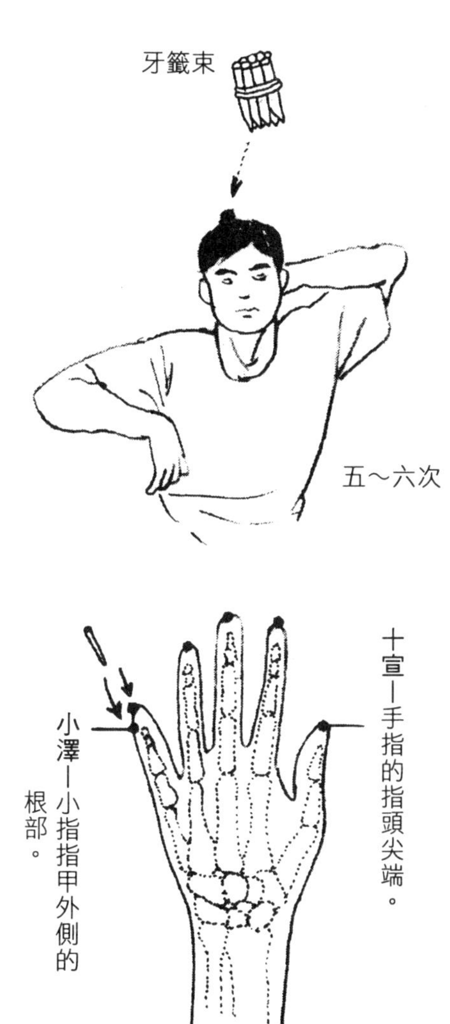

的牙籤療法。

牙籤刺激法

①將十支牙籤尖端弄齊，以橡皮圈綁為一束。

②以整束的牙籤尖端刺激穴道，一處做五、六次。

③鬢角部位的「太陽」以指壓較佳，兩手指尖端按於穴道處，左右同時用力揉壓。

④兩手指的小指尖端「十宣」，以牙籤刺激，但此穴道接近點狀，勿用一束牙籤刺激，而以一支牙籤刺激較有效果。

治療時間，以利用晨間為佳，當其他感覺尚未清醒時，刺激其散漫感，才能提高效果。

指壓刺激法比施灸和牙籤刺激法效果差，卻具有隨時隨地進行的優點，指壓頭部穴道時，因頭髮壓力而減弱效果，可改以握拳時的拇指關節銳角用力指壓。

用手指尖端刺激時，以豎起拇指指甲來進行指壓。

◎以棉花棒刺激眼瞼

自古以來，中國即認為眼睛是一切精氣的集中處。事實上，觀察眼的眼白狀態即能知道是否有疾病。

刺激眼睛周圍存在的穴道，能療癒難病。此種療法為「眼鍼治療」，由於其效果卓越，被視為「神奇中國秘術」。

眼鍼最具效果的是，因腦出血所造成的後遺症（半身不遂），在眼部四周穴道扎四、五針，能使臥病在牀的患者開始行走，其詳細報導請閱讀「活至百歲的眼部療法」，對於疲勞亦能發揮良好效果。

雖然這麼說，並不鼓勵各位自行扎針，因為扎針的技術十分困難，連專家都不易掌握要點，所以，請使用棉花棒刺激「眼部穴道」療法。不以針而以市上販售的棉花棒來摩擦眼瞼法。

刺激眼瞼防止癡呆

①手中握住普通的棉花棒刺激眼部穴道，就可獲得和扎針相當的效果。使用摩

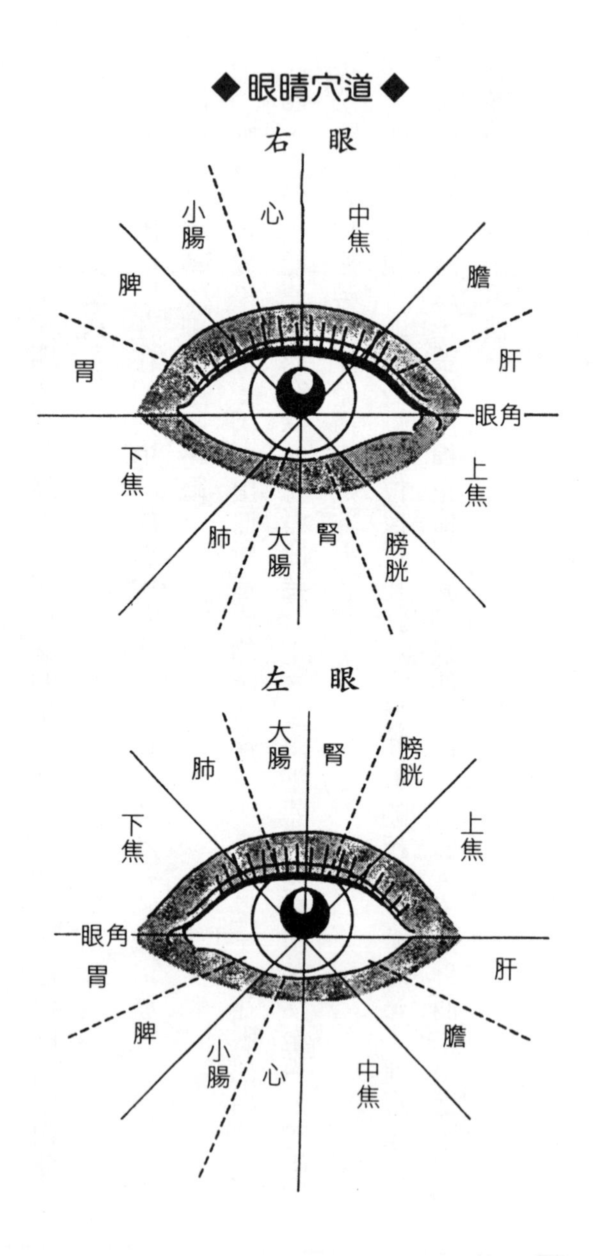
◆眼睛穴道◆
右 眼
小腸
心
中焦
膽
脾
胃
肝
眼角
下焦
上焦
肺
大腸
腎
膀胱
左 眼
大腸
腎
膀胱
肺
下焦
上焦
眼角
胃
肝
脾
膽
小腸
心
中焦

◆眼瞼刺激法◆

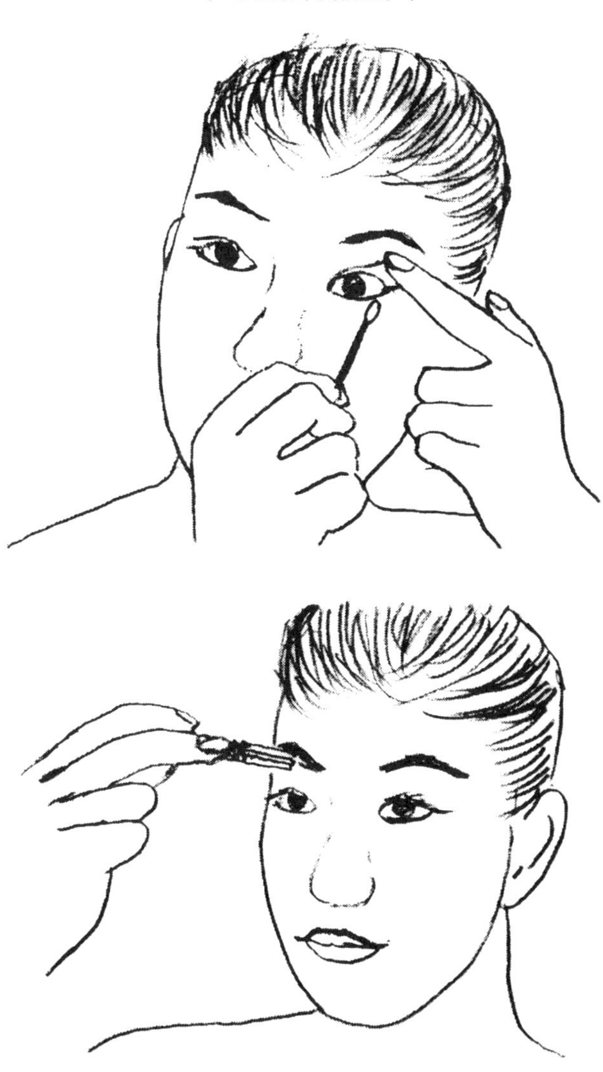

擦眼瞼的方式，也具相當功效。

②另一隻手刺激眼睛的上眼瞼，以棉花棒尖端，從睫毛內角的眼角至眼尾，如同羽毛般輕刷的摩擦，反覆三次。

③接著，將睫毛先端從眼角至眼尾輕刷三次。

④最後，從睫毛外側的眼角至眼尾輕刷三次、

⑤以上要領，結束上眼瞼方法後，下眼瞼以②～④要領治療，一邊刺激後，以同樣要領進行另一邊。

此種療法稱為「眼瞼刺激」，實際上，在嘗試進行治療中，全身有股莫名的刺激感，證實刺激有效的傳達至全身，眼瞼刺激療法，以早上進行一次。

第四章

治療禿頭、白髮、脫毛

症狀別治療・2

1 頭髮的結構

◎頭髮的組織

禿頭、白髮、脫毛的症狀治療法，如同知己知彼，百戰百勝的兵法故事，治療前要先了解頭髮的構造。

關於頭髮構造，參照下頁圖，即知大略分為毛根和毛幹兩部分，毛根深入頭皮部位，毛幹是生長於皮膚上的部分。

毛根末端如洋葱般膨脹如同毛球，毛球下方有深入毛球的形態稱為毛乳頭，是和頭髮生長有關的器官。

位於毛根外側，有毛皮的被膜，以刀鞘狀包圍毛根而形成毛孔，毛孔又和立毛肌結合一起，連接皮膚和毛髮，這般的構造，毛髮被稱為皮膚的一部。

在此構造中，和毛髮成長最密切的關係，是位於毛髮最下部的毛乳頭器官。毛乳頭中有種子層細胞，藉著增殖作用長出毛髮。毛乳頭中也分佈血管和神經，生長

〔毛髮的結構〕

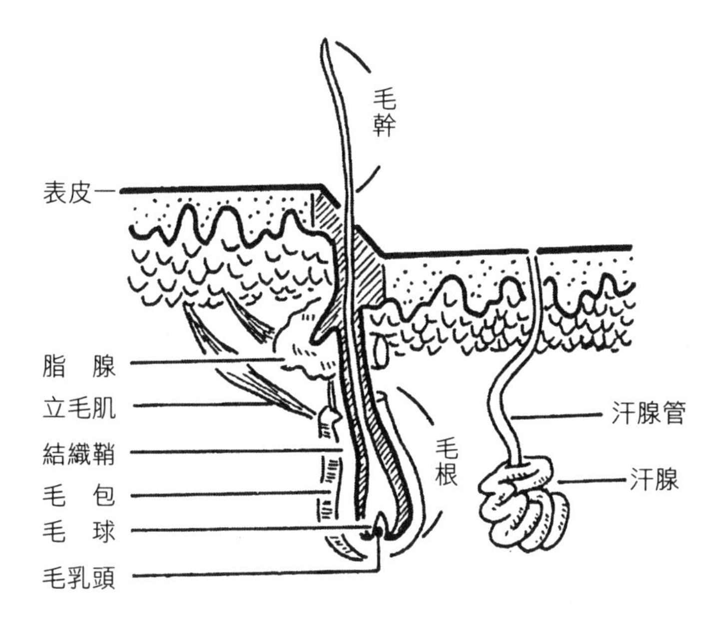

毛髮和輸送營養分至毛髮，因此，毛乳頭可稱為毛髮的生命線。

毛髮的結構

毛髮的橫切面和樹木年輪相似。

其中心處為髓質，呈蜂巢狀含有少數氣泡。髓質具有保護頭腦，不受熱度侵害效能。

其外側是皮質。皮質中含有氣泡和黑色素，頭髮的顏色由黑色素多寡而決定，多則呈現黑色，少則呈現褐色，完全無黑色素就成為白髮。隨著黑色素增加，皮質和髓質的氣泡減少，兩者呈反比例關係。

最外側為小皮，與指甲相同是由角朊的蛋白質形成，呈透明狀，像似魚鱗般形態，因此，女性頭髮能梳得高聳又鬆軟，但是，梳得過於豎立狀態，易使鱗質脆弱而喪失再生的功能。

鱗細胞具有保護皮質、髓質的作用，由內部顯露造成斷毛和折毛的原因。

毛髮從-1至0歲，在母親腹中開始生長，當胎兒三個月大時，在皮膚表面的表皮基底層細胞開始不斷的增殖，形成毛髮基礎的毛髮小結肌。

在毛髮小結肌周圍，形成鞘狀結合纖，成為纖維鞘的基礎，此時，胎兒約五～六個月大，這是毛髮之「源」。

胎兒誕生之後，逐漸變為粗濃和長，由於毛根下部的毛乳頭，從連接的血管逐次吸收蛋白質，依靠營養的種子層細胞增殖作用，而成長為毛髮。

一日生長〇・二～〇・三公釐，一月約一・〇～一・五公釐，一年為十五～二十公釐，為頭髮成長情形。

毛髮並非不斷地生長，其壽命年限為二～四年，當毛髮結束壽命而死亡後，毛乳頭萎縮，種子層細胞吸收不到營養，毛髮就自行脫落。

此為毛髮的一生。

除毛乳頭和種子層細胞產生疾病，或燙傷而損傷外，脫落的痕跡又再生新的毛髮，是由於生長毛髮的毛乳頭和種子細胞仍然殘存的繼續活動（分裂）。

正常的脫毛狀態，長出的毛髮仍然和以前一樣的程度，當脫毛的危險信號產生時，毛髮則確實較以前纖細，最後，退化為絨毛，如此一來，遲早將迎接「死亡之日」。

◎血液循環不良和荷爾蒙分泌失調是其原因

若脫毛為正常狀態，那麼，毛髮自然的再生，毛髮不具再生機能，必然有其原因。看看毛根即能一目了然生理的脫毛和異常脫毛。生理的脫毛，是根部毛球呈球形，異常時則呈萎縮狀。

造成此種現象，是因生長毛髮的毛乳頭種子層細胞，無法正常的繁殖作用。其主要理由是：

①血液循環不良，因偏食引起營養不良。

②荷爾蒙內分泌失調。

③神經疲勞。

頭髮成長需要吸收營養，其結構上必要的為胺基酸、B_1、B_2等維他命類。

營養分藉著血液，經過毛乳頭而輸送至頭髮，營養失調狀態是因偏食所造成缺乏攝取所需的營養分，或運輸作用的血液循環不良所致。

偏食可藉食物內容來矯正，然而毛乳頭的血行不良，究竟為何種原因造成？血行不良的原因，有如下兩種因素：

①因頭皮緊張引起血行不良……在頭蓋骨周圍，有一層膜覆蓋頭蓋骨，稱為帽狀腱膜。此膜非常強韌，若經常發生精神疲勞，就會產生緊張而壓迫頭蓋骨，由於動脈被壓迫，血行滯塞，毛根就缺乏營養。

②皮下脂肪不足，造成血行不良……摸摸禿頭即知其頭皮如薄布般的頭蓋骨形態十分清楚，是因皮下脂肪薄弱所致。皮下脂肪具有緩衝作用，保護頭皮的血管，當其呈現薄弱後，不具緩衝作用，血管受到壓迫，阻礙血行，頭髮因而得不到充分營養。

第二號殺手為荷爾蒙失調

禿頭的另一項特徵為頭部油膩膩，以手觸摸有黏感。那是由於皮脂滲出於毛孔外，產生這種現象。

毛根位於皮脂腺邊，分泌皮脂而滋潤頭髮，若皮脂適量，頭髮呈烏黑，過多反致阻礙頭髮發育作用。

多餘的皮脂則排出皮膚外，但是，皮脂是一種脂肪，不像水會立即蒸發，同時會附著於剝落的頭皮屑。所謂的頭皮屑分為乾性和油性頭皮屑，油性是因皮脂腺較多所致。

產生頭皮屑意味著新陳代謝活潑化，油性頭皮屑並非好現象，會阻礙毛乳和皮膚呼吸，結果，頭皮不潔淨，一有受傷就易化膿。

若皮脂腺過大，則壓迫其旁邊毛包的發達。

荷爾蒙是控制重要的育毛功能的皮脂腺作用。

人體的性荷爾蒙有男性和女性荷爾蒙，保持互相平衡狀態，若產生失調作用，男性荷爾蒙支配力強盛而皮脂腺異常增大，會壓迫毛包。

亦有重大影響的其他荷爾蒙

並非只有性荷爾蒙和毛髮有密切關係，性荷爾蒙對於人體的生活機能亦有重要作用，其他荷爾蒙也對於毛髮的生理具影響力。

甲狀腺荷爾蒙當其機能活潑化時，毛髮則旺盛的成長，但是，機能過旺時，易造成脫毛的原因，這種傾向因甲狀腺荷爾蒙異常，所引起的巴塞杜化病的患者禿頭占多數，可由此得到證實。

另一方面，甲狀腺機能降低，也會產生脫毛現象。例如：以手術切除甲狀腺的人，正常的剛毛髮成為絨毛者不在少數。

另外，根據學者研究已發現，支配荷爾蒙的腦下垂體額葉有促進毛髮的再生和發育作用，當腦下垂體產生腫瘤等異常狀態時，多數造成毛髮過多症，有時因腦下垂體病變，而使硬毛變軟，或不生腋毛和陰毛等無恥毛病，多由此原因造成。

副腎皮質荷爾蒙，亦有育毛功能。孩童時期如果荷爾蒙分泌旺盛，則陰毛或腋毛變濃，頭髮和眉毛也變粗。

除此之外，荷爾蒙有促進動脈收縮作用，促使長髮部分的血行不良，有時甚至血液循環完全停止。不久之後，產生障礙，成為白髮或因脫毛而感到困擾。

以上為頭髮構造和生理狀態，了解毛髮的構造和生理狀態後，更能了解治療方法。接著，說明有關禿頭、白髮、脫毛的治療法。

2 治療白髮

◎白髮的構造

從青春期開始長白髮者，和使人變成禿頭一樣的煩惱，少年白一般都以為遺傳的因素造成，目前並無發現其真正原因。

生理性的自然白髮稍早發生者是三十多歲，一般是四十多歲就會逐漸增加。少年白，則是二十歲前後已開始，四十歲左右變成全然白髮。

禿頭開始於頭頂部或額部，白髮則是由側頭部發生，再蔓延至頭頂或後頭部。以下，先簡單說明白髮生長的過程。

在頭髮根部的「毛根」末端，有製造黑色素的色素細胞，也有酪氨酸酶酵素，色素細胞內的酪氨酸造成氧化作用，同時也受到多巴氧化酶作用而形成黑色素。

年輕時期毛髮的活力旺盛，酪氨酸酶也具活性化，隨著毛髮的成長，其顏色也愈深濃。

隨著年齡增加，此酵素和色素細胞幾乎消失，因某種理由而毛根細胞萎縮，色素循環停止而變成白髮。

白髮形成過程，如上所述，白髮分為兩種類，令人深刻的煩惱是少年白，其發生原因仍未被解明，根據追蹤調查，遺傳的要素佔半數以上。

普通的白髮是因年齡造成，可是少年白遺傳的因素佔多數——。無論如何無法抗拒此因，但穴道療法卻能有效的改善。

◎以穴道療法治療

穴道療法是刺激體表的各穴道，而使與穴道有關臟腑或內分泌機能活性化的作用，刺激穴道能防止因年齡造成的各器官衰退，使其更具活性化功能。

對於少年白的遺傳性白髮也有效，與遺傳有關的白髮，由生命起源來看和腦部有關。

所以，刺激腦部改善其機能，也能改善遺傳的因素，從腦的體表直接刺激頭腦只有穴道療法，現在說明穴道療法。

治療白髮的頭部五穴

- 首先，指壓和刺激頭部的「腦戶」「風府」「承靈」「率谷」「角孫」五處穴道。

①「腦戶」「風府」位於後頭部。「腦戶」位於後頭部中央突出骨頭上方的凹狀部位。

「風府」位於突起骨頭下方凹處，兩邊穴道交互指壓五、六次。

②結束之後，指壓「承靈」「率谷」「角孫」。

③「承靈」位於後頭部突起骨頭上方的凹處，（腦戶）中央向左右距離三指半寬外側的縱線上，從凹處中央距離二指寬的高度。

「角孫」「率谷」位於側頭部。「角孫」位於兩耳上端。兩耳上端是弧形不易了解時，用手將耳朵垂直傾倒後，上方所垂直的上端。

「率谷」距離「角孫」一指半寬上方。

牢記穴道位置，②的指壓後，以「承靈」「率谷」「角孫」的順序各指壓五、六次。

◆治療白髮的指壓◆

承靈—位於腦戶二指寬上方的高度，從中央線距離三指半寬外側。

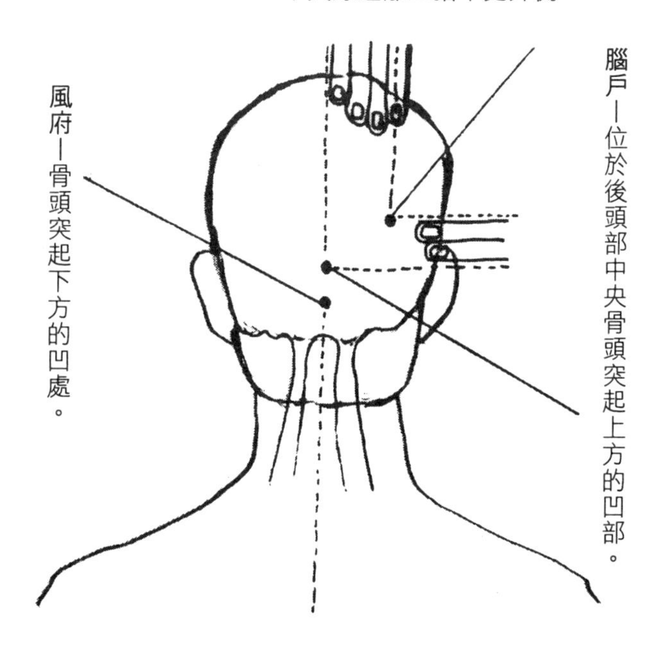

◆治療白髮的指壓◆

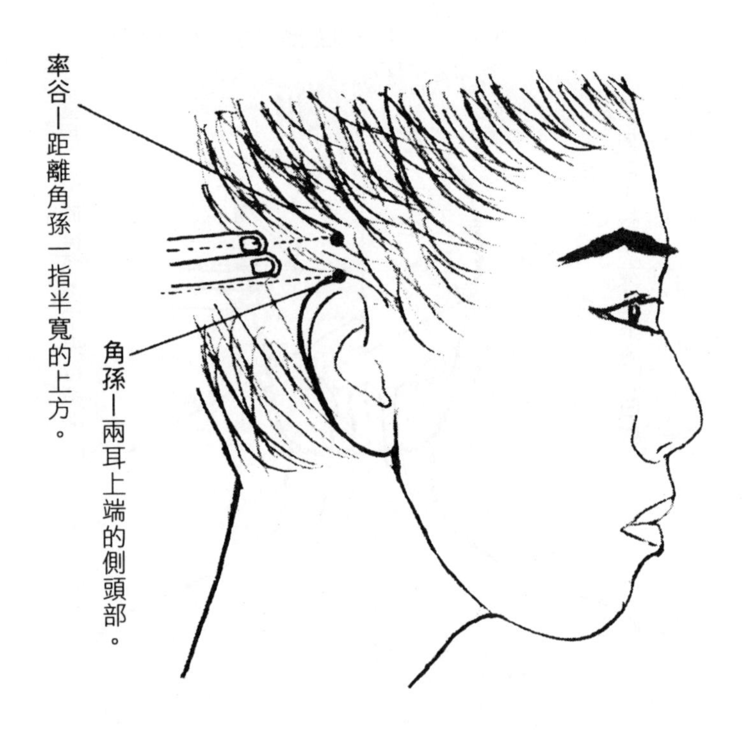

◆治療白髮的指壓◆

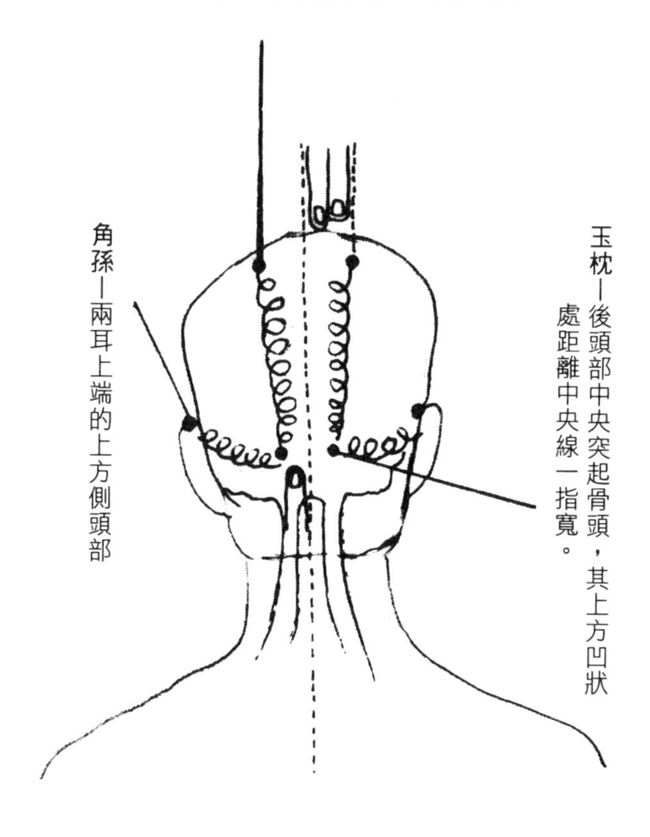
通天—從百會距離兩指寬靠耳朵的方向。
角孫—兩耳上端的上方側頭部
玉枕—後頭部中央突起骨頭，其上方凹狀處距離中央線一指寬。

按摩三處穴道

①五處穴道刺激後，進行按摩有關的三處穴道。即前述③的「角孫」及②的「腦戶」（後頭部突出骨的上方凹處中央），距離一拇指寬的左右外側稱「玉枕」。②「通天」位於頭頂附近。兩耳上端連結橫線和臉部中央線延長的交叉點（百會），距離二指寬的橫線下方。按摩方式是以左右手的食指、中指和無名指三指併攏，按在兩耳上端的「角孫」，指尖以螺旋狀按摩，通過後頭部的「玉枕」和頭頂附近的「通天」之順序治療三～五次。

◎較藥物更具效果的大蒜和薑汁

治療白髮除了穴道療法外，還需使用塗布法。

大蒜、薑汁塗布法

①大蒜三個（小的）和三公分大小的生薑。

②兩者都磨泥取汁，抹在頭的全部，約十五分鐘。此種療法雖然臭氣較強，十五分鐘之後以蓮蓬頭沖洗，氣味即消失，以三日做一次。

穴道療法加上塗布法約三週後，即實際的呈現出效果。穴道療法以晨間進行效果較佳，在輕鬆的心情下進行最好。

◎增強精力的穴道是最佳輔助療法

以上，說明為直接治療法。根據臨床實例，只做此療法即見效果，加上刺激荷爾蒙的兩處穴道的輔助療法，更具效果。白髮是因荷爾蒙失調所致，以增強精力的穴道加以治療。

克服白髮的輔助療法

①位於下腹部的「中極」穴。「中極」是從恥骨中央的結合部上端，距離一指寬的上方。

②位於足踝內側上方的「三陰交」。「三陰交」是從腳踝內部上端，四指寬上方部位。

以上二處穴道的刺激，可以用指壓治療，如果緩慢刺激身體內部為目的，採取以下的溫刺激較為理想。

●「灸法」……參照第二章。

●香菸灸……香菸點火後，接近穴道一公分距離，感覺熱度即移開，以此要領進行五次。

●吹風機的溫風刺激……以吹風機的溫風，輕吹各穴道，對於不易以手摸到的「三陰交」刺激非常便利。

●懷爐……置於穴道上溫熱，避免溫度過高，以薄毛巾包起，加以調整適溫。

●蓮蓬頭刺激……以熱水淋穴道處。

以上，為治療白髮的輔助療法，每日皆宜積極的進行。

◆治療白髮的輔助穴道◆

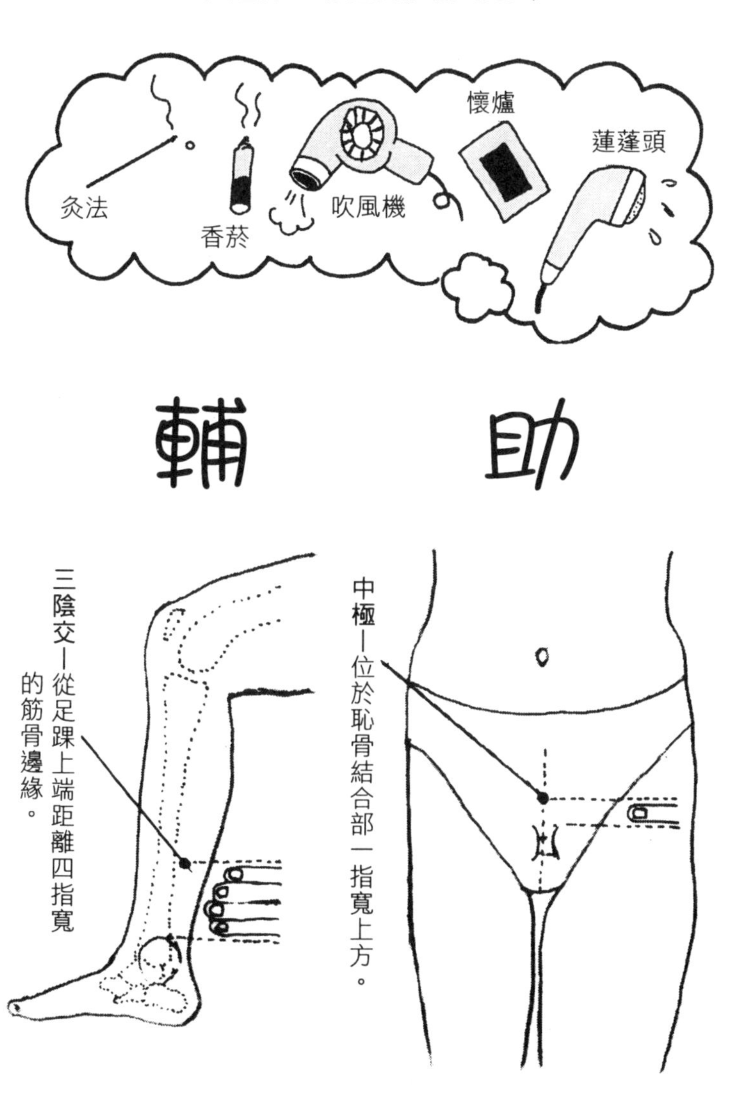

3 圓形脫毛症的兩週療法

◎圓形脫毛症治療法

圓形脫毛症和白髮同樣，在女性之中成為深刻煩惱，不過，這並非女性特有的症狀，但是，患者曾在報刊上數度刊載，可見患者已遽增不少。

圓形脫毛症是突然發生，形容其表現的襲擊性較恰當，令人感覺「晨起發現禿頭了」的突然性脫毛，使患者受到絕望般的打擊——「我不想苟殘餘生」。

圓形脫毛症和逐漸擴大面積的其他禿頭症不同，圓形脫毛症只是頭髮一部分呈現禿頭狀態，其部位並不特定，禿頭部位的數量也不確定，大小各不相同。

然後，逐漸地蔓延，脫毛部位周圍的毛髮容易脫落，有時，若干脫毛處個別的擴大，最後呈現整塊的脫毛部位，整個頭部就童山濯濯了。

圓形脫毛症的主要原因是，中樞神經機能失調，漢方說法為七情紊亂，即由精神壓抑造成。

藉腦波檢查圓形脫毛症的患者，被診斷為自律神經失調者，占大多數。

自律神經開始失調時，臟腑機能異常，皮膚的營養神經活動停止，養分無法輸送至毛髮，而呈現脫髮狀態。

治療必備的兩種療法

前述，是關於圓形脫毛症的生理狀態，各位大致上都明瞭。其療法是：

①使停止活動的患部皮膚的營養神經活性化。同時，頭皮下已停頓的毛髮再生機能加以刺激，產生育毛作用。

②矯正根本原因失調的中樞神經系統。

以上述兩種治療法併行來做。

◎以薑汁先做溫冷法

首先，以①的治療法開始，採用第二章介紹的「生薑汁塗布法」「蒟蒻、冰枕溫冷法」「牙籤刺激法」等三種療法合併使用，再施以牙籤和施灸的穴道療法。現在先說明併用治療法。

薑汁＋溫冷法

①三公分大小的生薑和酒杯。一塊蒟蒻和冰涼的冰枕和薄毛巾兩條，以及兩個塑膠袋。

②鍋子加水煮沸騰後，放入蒟蒻，加熱至整塊都溫熱的程度。

③在這中間，以小酒杯稀釋薑汁，塗抹於脫毛部位。

④從鍋子中取出加熱的蒟蒻，裝入塑膠袋中，以毛巾包兩層，冰枕也以同樣的要訣，用毛巾包兩層。

⑤以左、右手各拿蒟蒻和冰枕，放置於塗薑汁的脫毛部位，以蒟蒻刺激五分鐘後，再用冰枕刺激五分鐘，依次交互做二次，共計二十分鐘的溫冷刺激療法。

⑥溫冷法的注意事項是，逐漸溫熱和冷卻各五分鐘，溫度不能過熱或過冷。當患部受到積極的熱刺激，而過度緊張，阻礙血液循環，則效果不彰。當蒟蒻逐漸冷卻時，移開毛巾，調整適當溫度。

此為「薑汁＋溫冷法」。薑汁促進毛根和毛髮的荷爾蒙內分泌，加上皮膚溫度上升，提高新陳代謝和血液循環。溫冷法促進生薑作用，使患部的緊張感到鬆弛。

◆圓形脫毛症的預備治療◆

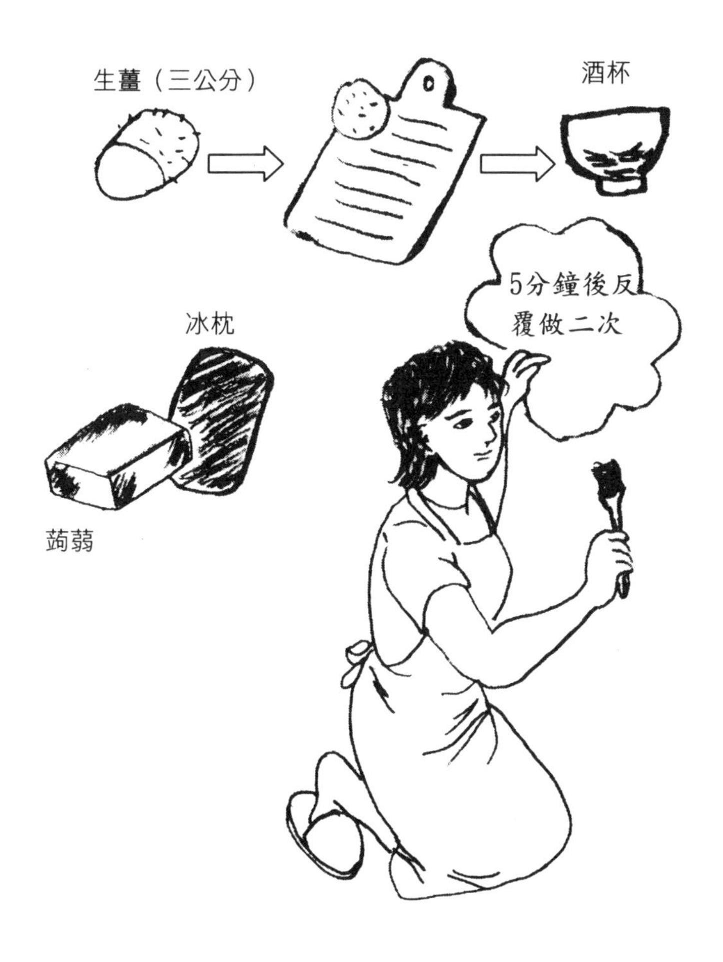

◎以牙籤刺激脫毛部位

合併方法使用後，接著進行「牙籤刺激法」。

牙籤刺激法

①拿出牙籤，將前端弄齊，使牙籤束成為直徑一公分左右，用橡皮圈固定。
②以牙籤前端，輕刺禿頭中央處三次，以患部垂直方向刺激。
③接著，在脫毛部位的邊緣寬幅一公分刺激，以一處刺激三次的方法，再轉移部位。
④一日進行二次，二次中以一次在晨間進行。
此為牙籤刺激法，若用力過度使患部緊張，將導致反效果。
以上「薑汁＋溫冷法」和「牙籤刺激法」依順序進行治療一日二次，但必須在晨間做一次，可是，上班族因時間匆促而無法做到，請至少進行牙籤刺激法。

◆治療圓形脫毛症◆

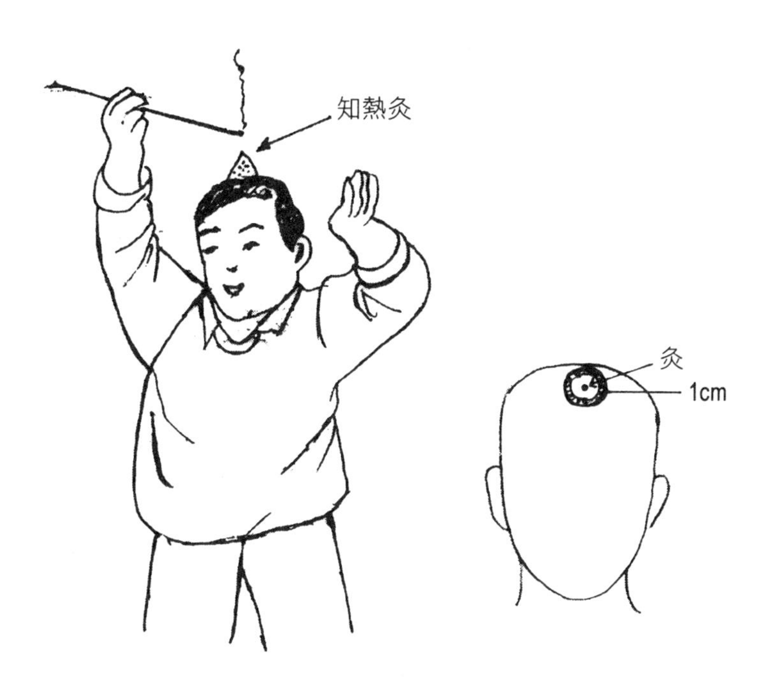

〔牙籤刺激〕　直徑為一公分的束型，刺激禿頭中央處三次。延著脫毛部邊緣的寬度一公分繞一圈，每處刺激三次。

〔施灸〕　於禿頭中央處。

◎不可思議的施灸療效

不僅頭髮的煩惱，因精神疲勞等有關頭部疼痛，尤其和腦的中樞神經有關的症狀，施灸也具有效果。有人一聽到施灸，就立刻產生抗拒感，不妨閱讀第二章施灸項目，認識施灸效果非常舒暢，也有不致燙傷方法，不要拒絕嘗試看看。

中天灸法

①施灸部位於脫毛部位的中心。有「直灸法」「知熱灸法」「瞬間灸法」三種方法。

②「直灸法」，取艾絨米粒三分之一大小，置於患部中心，用線香點火，一有刺激感覺就立刻結束，進行三次。確實於施灸部位，呈現燙傷狀的痕跡，嚴格說來並非燙傷。事實上，灸法提高皮膚再生機能，從痕跡長出旺盛的黑毛。

③「知熱灸法」，也是使用艾絨，高約一公分，底直徑一公分的圓椎形。將平面底部置於患部，以線香點火，一感覺熱即移開。與「直灸法」不同，不致於留下痕跡，一共進行三次，也是施灸後立刻就結束。

④「瞬間灸」是在藥房出售，十分普遍的施灸法。既安全又不會燙傷，效果略遜於直灸。也是進行三次。

◎提高效果的輔助穴道療法

進行牙籤刺激法或施灸法後，再做以下療法效果更高。即刺激「翳風」「風池」「防老」「健腦」四處穴道。

指壓輔助的穴道

①「翳風」位於耳後下方，觸摸會有往下垂的乳樣突起骨，「翳風」在乳樣突起下方。壓壓會有痛感，以拇指按於左右兩方穴道，同時指壓五次。

②「風池」位於後頸部。後頸部有兩條粗筋，「風池」位於粗筋和頭蓋骨交叉處的肌肉外側一指寬，外側頭骨下方凹處，一樣以拇指按於左右兩方穴道，同時指壓。

③「健腦」位於「風池」距離半指寬的垂直下部，夾住中心線而左右成對，以拇指指尖按於左右兩方的穴道，同時的指壓。

④「防老」位於頭頂部。從兩耳連接橫線和臉部中央線的延長線交叉點，距離一指寬，中央線上朝臉部方向處。以指壓刺激穴道，但易受頭髮吸收力量，以握拳的拇指關節銳角，加強力道指壓。

這些是和腦部有關的穴道。例如：「翳風」將刺激傳達至腦下垂體。腦下垂體支配全身的荷爾蒙分泌、副腎皮質荷爾蒙、神經系荷爾蒙、腦下垂體荷爾蒙、刺激荷爾蒙等，刺激「翳風」穴後，使腦下垂體的機能活性化，改善荷爾蒙分泌。「防老」與額葉、側頭葉及小腦有關穴道，加以刺激活性化，自然能使全身的神經機能正常化。

前述為指壓刺激法，為適度傳達刺激利用「鍉鍼法」效果更好，「鍉鍼」並不是針，而是在柄尖裝置一個球，利用彈性效果，只是輕壓能獲得適當壓力，不具危險性又安全，廉價又便利，置於身邊則使用方便。

以上說明克服圓形脫毛症的三種療法，圓形脫毛症是禿頭症中能治癒的疾病，治療效果趨近完美，繼續這種療法兩週後，逐漸長出黑毛，勿就此放棄，應以輕鬆心情繼續治療。

◆圓形脫毛症的輔助穴道◆

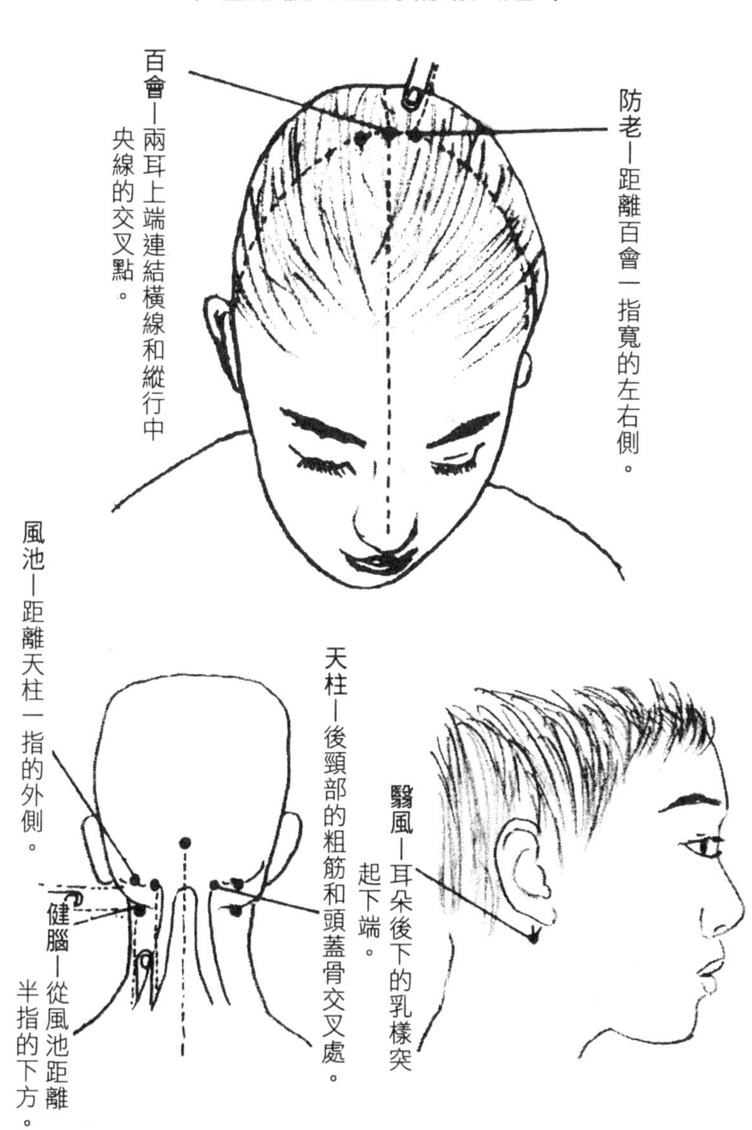
百會—兩耳上端連結橫線和縱行中央線的交叉點。
防老—距離百會一指寬的左右側。
風池—距離天柱一指的外側。
天柱—後頸部的粗筋和頭蓋骨交叉處。
健腦—從風池距離半指的下方。
翳風—耳朵後下的乳樣突起下端。

4 治療少年禿頭

◎能痊癒的少年禿頭

禿頭人口眾多，有年年遽增的現象，可能因少年禿頭發生率提高所致。少年禿頭較早者於二十歲層後半階段逐漸稀疏，到三十歲層後半時完全地光溜，其原因大略分為：

①遺傳的因素。

②男性荷爾蒙內分泌失調造成皮脂過剩。

③壓抑的蓄積造成頭皮緊張而血行不良。

④神經系統機能紊亂。

⑤肝、腎系統失調。

其發生過程已在本章前面說明過。

有人說，少年禿頭無法治癒，但是，製造毛髮的毛乳頭功能存在，將前列原因一項項排除，必能痊癒。

那麼，採取怎樣治療法？詳細的治療法在各項目中說明。總之，對腦部傳達各種有效的刺激。追究禿頭原因，多半由腦部機能不平衡造成。序言中曾談及直接刺激腦部而矯正不平衡的漢方治療最適當。

◎治癒率九〇％的十二處穴道

治療法從後頭部至前頭部。以下所述的十二處穴道，總共十九部位加以刺激。其穴道名是，排列在正中線（在臉部縱行中央線的延長）上的「腦戶」「後頂」「百會」「前頂」「神庭」各五處穴道，以及夾住正中線左右平行成對的「玉枕」「腦空」「絡卻」「通天」「承光」「五處」穴道。

接著，實際的尋找那些穴道。

尋找奇蹟的穴道

【尋找排列於正中線的穴道】

①摸摸後頭部中央附近，會發覺突出於後頭的骨頭，其突起上方有凹處，「腦

◆治療少年禿頭·1◆

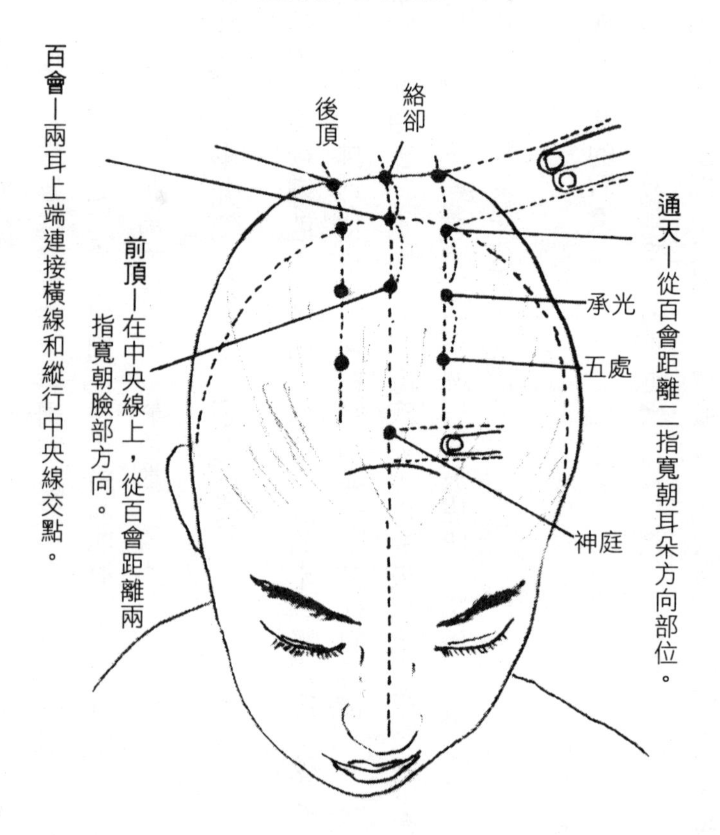

後頂—位於中央線上，從百會距離兩指寬處。

絡卻—位於中央平行線上，從通天距離兩指寬後方。

承光—從通天距離兩指寬朝臉部方向。

五處—從承光距離兩指寬朝臉方向。

神庭—位於中央線上，從髮際距離一指寬上方。

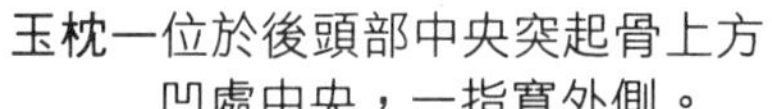

◆治療少年禿頭・2◆

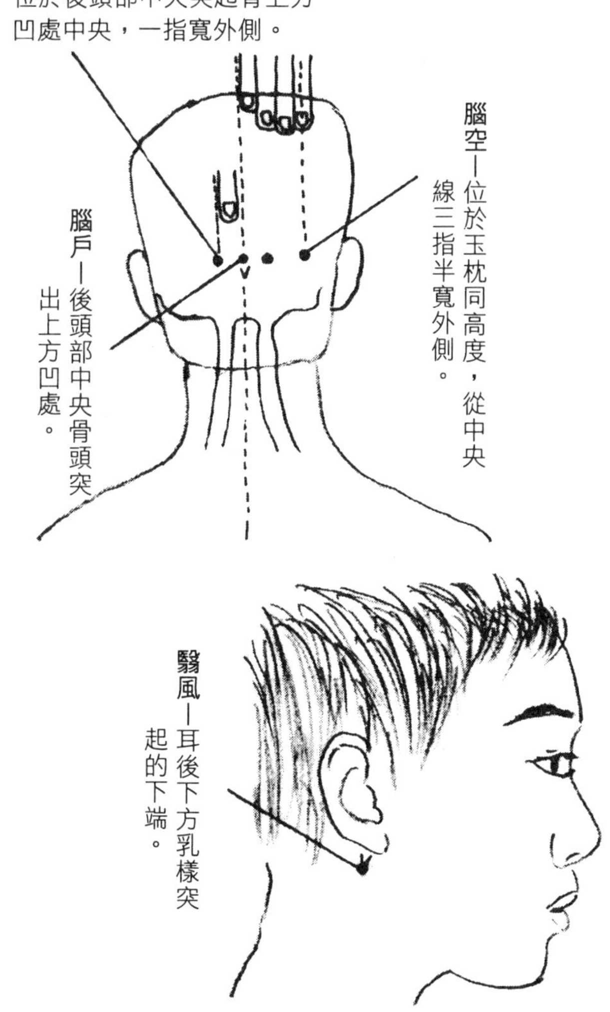
玉枕—位於後頭部中央突起骨上方
凹處中央，一指寬外側。
腦空—位於玉枕同高度，從中央
線三指半寬外側。
腦戶—後頭部中央骨頭突
出上方凹處。
翳風—耳後下方乳樣突
起的下端。

戶」位於凹處的中央。

②接著，尋找頭頂的萬能穴道「百會」，兩耳上端連結橫線和縱行中央線於頭頂附近交會點，就是「百會」，若不明瞭耳朵上端在何處，將耳朵以手向前垂直傾倒，上面所形成的折角，就是耳朵上端。

③從「百會」在正中線上往後頭部方向，距離兩指寬下方，即是「後頂」。

④「前頂」夾住「百會」而和「後頂」剛好相反的方向。從「百會」順著正中線上朝臉部方向，距離兩指寬部位。

⑤另一處穴道「神庭」位於額部，同樣延著正中線上，從髮際距離拇指指寬的上方，若不知髮際部位，以眉間中央距離四指寬上方，即是髮際線。

【尋找夾住正中線而左右平行相對後頭穴道】

⑥首先，尋找後頭部中央骨頭突起上方凹處（②的「腦戶」穴）。其中央高度從正中線（縱行）距離一指寬為「玉枕」穴。

⑦「腦空」和「玉枕」同高，其外側距離正中線三指寬的外側。

【接著是頭頂部，尋找從正中線距離兩指外側的左右平行線上的穴道】

⑧「通天」是從「百會」連結兩耳上端橫線上，距離兩指寬外側處。

⑨從「通天」距離兩指寬的平行線上朝後頭部的部位是「絡卻」。

⑩「承光」是朝臉方向，位於「通天」的平行線上，距離兩指寬的部位。

⑪「五處」位於「承光」距離兩指寬朝臉部方向。

⑫以上為治療禿頭的主要穴道，同時，刺激輔助的重要穴道是在耳垂下後方的「翳風」穴。摸摸耳朵後方的後頭部，會發覺往下垂的硬骨，稱為乳樣突起。「翳風」位於乳樣突起下方。

「翳風」位於統轄內分泌的腦下垂體附近，加以刺激可使腦下垂體活性化，是治療因荷爾蒙失衡造成的禿頭有效的穴道。

從正上方俯瞰，前述穴道排列似垂簾般，皆個別直接刺激腦部，以發生學立場而言，刺激腦部會影響遺傳因素，對於因遺傳所造成的禿頭頗具效果。

◎附帶治療與頭部關聯的穴道

各位都了解治療禿頭的穴道位置嗎?雖然數目眾多，卻排列整齊而易記住。接著，介紹的穴道也和以上穴道同等重要，必須謹記。

中國秘用穴道

• 中國有稱為「閻三鍼」的神秘穴道療法，在中國治癒率超過八〇%，為「防老」「健腦」穴道。

①「防老」和本書所說明「神聰」相同穴道，從「百會」距離一指寬朝臉方向為「神聰」。連結兩耳上端橫線和臉部縱行中央線的延長線，於頭頂交叉點（百會），距離一指寬朝臉部方向。

②「健腦」位於後頭部。由下而上摸摸後頭部的粗筋外側，會發覺和頭蓋骨交叉處。穴道位於距離一指寬外側的垂線上，從頭蓋骨距離半指寬下方的部位，夾住中央線而左右成對的各穴道。

◎牢記穴道位置做兩種預備療法

關於少年禿頭穴道刺激法中，最具治療效果的是扎針法。醫院中採取針通電方式，但是，在家庭中無法做到卻可採用獲得相同效果，而自己能做到的刺激法，即

◆治療禿頭的穴道◆

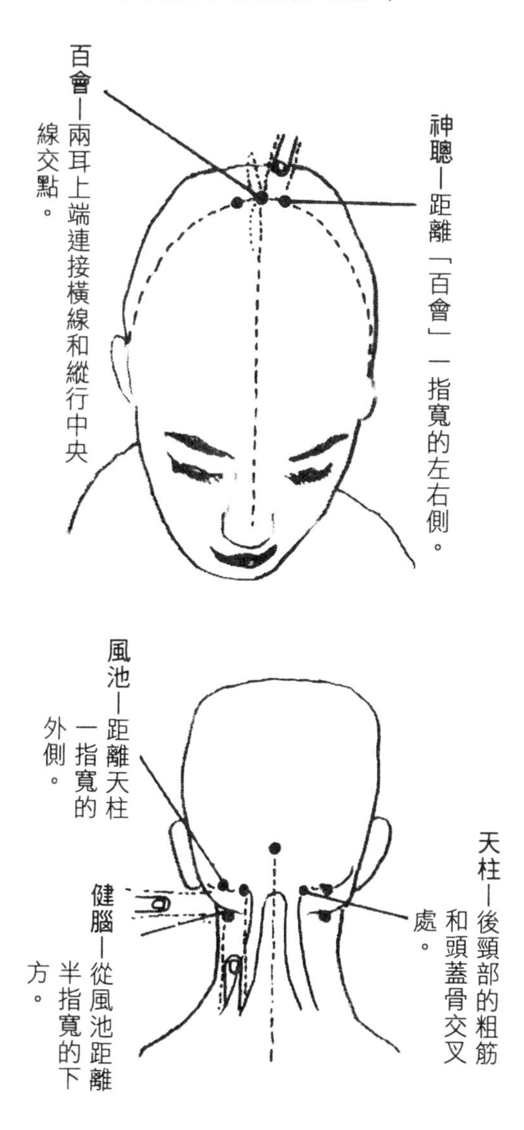
百會—兩耳上端連接橫線和縱行中央線交點。
神聰—距離「百會」一指寬的左右側。
風池—距離天柱一指寬的外側。
健腦—從風池距離半指寬的下方。
天柱—後頸部的粗筋和頭蓋骨交叉處。

以牙籤的「牙籤刺激法」，和不致有燙傷痕跡的「點灸法」，及比指壓更有效果的傳達患部深處，而不扎針的「鍉鍼法」三種療法。

在介紹三種方法前，為了提高效果，需做在第二章介紹的「頭部溫冷療法」「薑汁塗布法」等預備療法。在此不再做繁瑣敘述，只說明其療法。

刺激皮膚的生薑汁

①將三公分長的生薑磨碎取汁，以小杯水加以稀釋。

②使用筆或刷子，塗布於脫毛部位。

接著，進行溫冷法。

蒟蒻、冰枕溫冷法

①準備一塊蒟蒻、冰枕和兩條薄毛巾，以及兩個塑膠袋。

②鍋子加水煮沸，放入蒟蒻至整塊溫熱，冰枕置於冷凍庫冰凍。

③將蒟蒻從熱水中撈起，從冷凍庫取出冰枕，兩者都裝入塑膠袋中，以薄毛巾捲兩層。

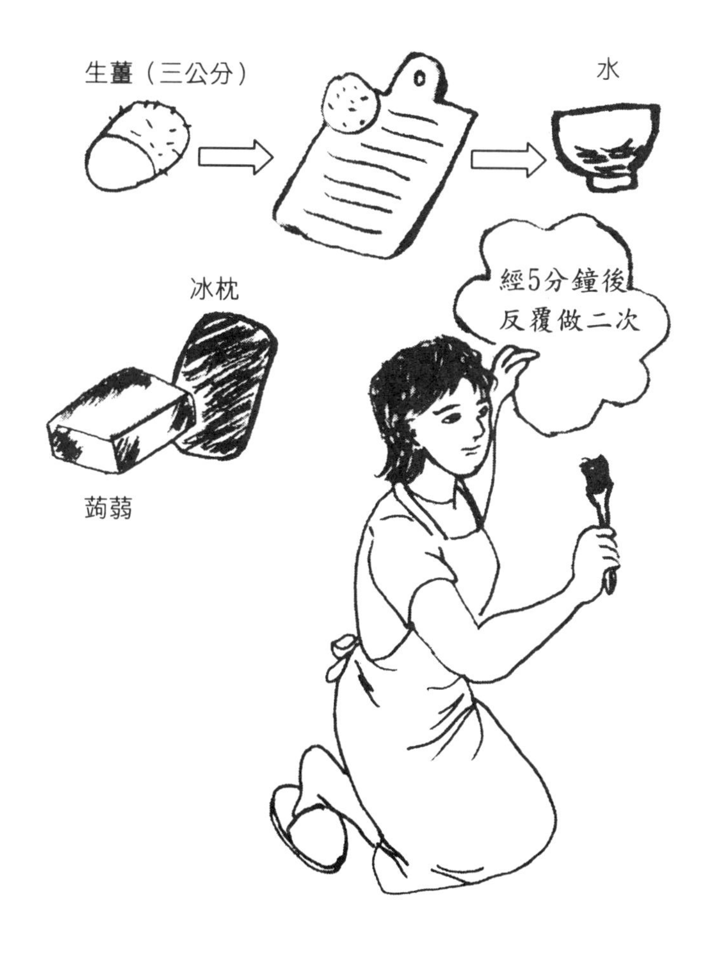
生薑（三公分）
水
冰枕
蒟蒻
經5分鐘後
反覆做二次

④兩手各持一物，逐漸溫熱或冷卻，過熱或過冷導致反效果，最重要是先溫熱再冷卻，必須嚴格遵守其順序。

⑤溫熱、冷卻時間為交替的五分鐘溫熱，再冷卻五分鐘的反覆進行，合計治療需要時間為二十分鐘。

◎治療禿頭的刺激法

這種預備療法也同樣於第二章介紹過，在此只介紹治療法。

以牙籤做刺激

①約十支牙籤，將前端弄齊，以橡皮圈束起。

②以一手握住牙籤束，以垂直方向用前端輕輕刺激，用力過度雖不會受傷但會產生痛感，反使患部血管收縮而心生緊張，無法獲得較佳結果。

③一處刺激五次。

④刺激穴道後，將患部全部加以刺激，必須留意牙籤朝向患部的垂直方向。

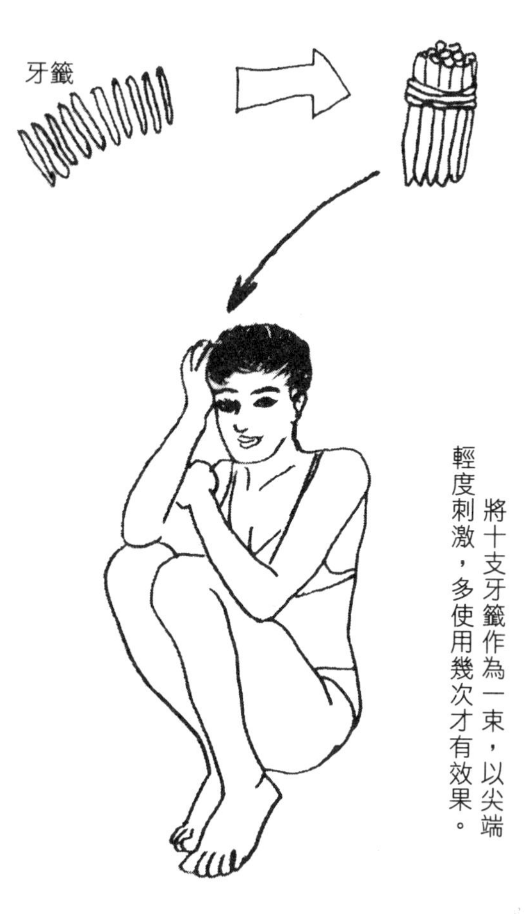

將十支牙籤作為一束，以尖端輕度刺激，多使用幾次才有效果。

最有效的灸療法

①直灸法——將揉成三分之一米粒大小（圓錐形）的艾絨，直接置於患部穴道上，以線香點火使其全部燒燼。

②知熱灸法——以兩手將艾絨揉捏為直徑一公分，高度一・五公分的圓錐形，其底部置於患部或穴道上，前端部分以線香點火。與直灸法不同，是不需要全部燒燼，一有熱感立即摘除，反覆三次。不致燙傷。

③瞬間灸——在藥房出售的千年灸等灸治法，可說是知熱灸的普及化，任何人都能做到的灸治法。將圓柱形的艾絨點火，拉開底面紙片，置於患部或穴道處。與知熱灸不同，全部燒燼也不會燙傷，可安心的使用。

以上，為頭部的三種灸法。

但是，有如下情形不能施灸。

禁止事項

一、發燒三十八度以上時。

二、罹患出血症或感染症的疾病時。

三、高血壓症的人。
四、身體極度衰弱時。
五、飢餓時，飲酒後，飯後一小時內，入浴後一小時內。
必須嚴格的遵守禁止事項。

使用非鍼的鍉鍼法

•使用市售的「鍉鍼」進行壓法，「鍉鍼」雖稱為鍼類，並非尖銳的鍼，而是在柄端裝置球，球內又裝有彈簧，觸壓能獲得適度的點壓，應用於兒童也不具危險性，比指壓更容易加上力量，加上比面積寬大的指壓更有效的點刺激，傳達至穴道上十分有效，每穴各壓五次。

5 也能治療老年性禿頭

◎治癒率高達八〇%

隨著年齡增長，頭髮更加稀薄，從三十五歲起，頭髮即傾向於慢慢地疏漏，邁入五十歲後，就陷入放棄的境界。有一則廣告說「頭髮是人類長久的朋友」，的確看見日漸稀疏的頭髮，令人感到落寞傷心，「我確實年邁矣」看見梳子——也許很多人有同樣的想法。

勿因年邁而不維護頭髮，以平均壽命增加的現代，頭髮的壽命亦應延長，勿以為年紀增長就放棄照顧頭髮，嘗試以下療法，也能獲得相同效果。

◎活性化頭髮的五處穴道

老年性禿頭和頭髮的老化，同樣與荷爾蒙內分泌和腦部機能老化，有密切的連帶關係。

不僅促進頭髮再生機能，同時，也併行解除身體和頭部老化現象的治療方法。

以下介紹以頭頂部為中心而呈菱形的四處穴道，和側頭部的一處「生命」穴，總共刺激五處穴道，能有效解除那些現象，詳細介紹如下。

解除頭部老化的穴道

• 此治療法使用的主要穴道為，頭頂的「百會」「前頂」「後頂」「神聰」，四處穴道位置詳細說明如後。同時，由正面俯看呈前後較長的菱形狀，與中國帝王頭戴著象徵權威的皇冠一般。因此，將這些穴道的治療法稱為「菱冠鍼法」，專做為老年性禿頭治療法。

在治療院中，採用針通電方式治療，此處只介紹自行療法，其位置如下。

①「百會」位於頭頂部，兩耳上端，連結橫線和臉部中央線的延長線交會點為「百會」。此穴是支配全神經和荷爾蒙機能，也是治痔的特效穴道。身體健康者，可藉著刺激穴道，維持身體正常功能。

②「前頂」位於「百會」的中央線朝臉部方向，兩指寬下方，此穴位於支配「智慧」的腦皮膜。額葉和支配「情＝思考領域」的側頭葉連接部位，具有調節兩種

機能的作用。禿頭受神經方面影響甚鉅，此穴是使神經或精神安定最有效的穴道。

③「後頂」夾住「百會」與「前頂」反方向處，從「百會」朝背部方向，距離兩指寬下方，此穴能消除疲勞，促進全身鬆弛。不僅能活性化，又能鎮靜化，亦即調節身體，保持平衡狀態，能使衰弱的體力活性化的效果。

④「神聰」是距離「百會」一指寬的中央線上和橫線上，也是位於「百會」前後左右四個部位，被稱為「四神聰」，在於額葉、後頭葉、側頭葉以及刺激小腦的經絡（氣血通道）上。其功能除③、④所述之外，還具有活性化運動神經機能，維持內分泌正常化作用。

但是，此治療法只有刺激「百會」左右的二處「神聰」穴。

•以上四穴為主穴，另外，具有輔助作用的重要穴道，位於耳垂後下方的「翳風」，摸摸耳垂後方有往下垂的硬骨，稱為乳樣突起，「翳風」位於乳樣突起骨下方。

「翳風」位於統轄荷爾蒙內分泌的腦下垂體附近的位置而使腦下垂體活性化的穴道，對於因荷爾蒙不平衡所造成的禿頭，是不可或缺的重要穴道。

◆老年性禿頭療法◆

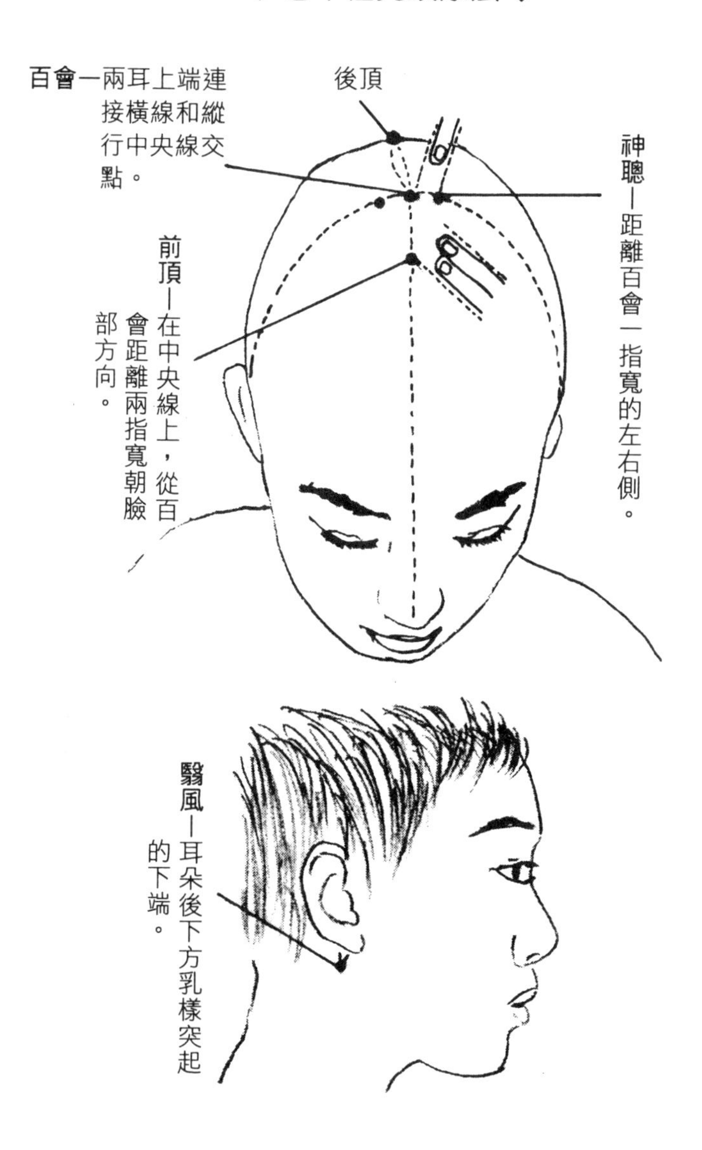
百會—兩耳上端連接橫線和縱行中央線交點。
後頂
神聰—距離百會一指寬的左右側。
前頂—在中央線上，從百會距離兩指寬朝臉部方向。
翳風—耳朵後下方乳樣突起的下端。

灸、牙籤等的四種刺激法

關於這些穴道，能自行做到的刺激法，如第二章敘述的「點灸法」「牙籤刺激法」「鍉鍼刺激法」「指壓」四種方法。

位於耳垂後方的「翳風」採用指壓方式最佳，以兩手拇指指尖按於左右穴道，同時進行指壓五次。

當然任何一種刺激法都具有療效，仍然以①灸②牙籤③鍉鍼④指壓的順序。若施行灸法治療，最快約三週開始長出黑毛，治癒率超過八〇%。

一日二次，但晨間必須刺激一次。

刺激穴道前的預備療法

施行治療時間較長的夜間療法時，將第二章說明的日常療法「溫冷刺激法」「生薑汁塗布法」，在進行刺激療法前，至少先進行「溫冷刺激法」。

也許，剛開始時會感到麻煩，請相信治癒率的高效果，積極的做做看。

至開始長頭髮時，停止「溫冷刺激法」和「生薑汁塗布法」而勵行「牙籤刺激法」和指壓，繼續養毛的治療。

◎活性化身心的輔助療法

禿頭症狀因個人體質不同而異，使用兩週後沒有刺激的效果，勿輕言放棄，加以下的穴道療法，能促進荷爾蒙的內分泌，同時增強精力、恢復青春，具有一舉兩得效果。

恢復青春的穴道輔助療法

①首先，刺激恢復青春下腹部「中極」和足內側的「三陰交」。

「中極」位於恥骨中央的結合部上端，一指寬處。

「三陰交」是從足踝內部上端距離四指寬上方。

都是與荷爾蒙內分泌有關的穴道，於此兩處進行溫刺激最適當。

將點燃的香菸接近體表一公分處，一有熱感就移開，或以吹風機的溫風或蓮蓬頭沖淋的溫刺激法，緩慢的溫熱才具療效。

②接著，刺激從背部中央到腰部的五處穴道，為「腎俞」「上髎」「次髎」「會陽」「腰眼」。「腎俞」位於腰線高度，從背部中央線距離兩指寬外側。

◆恢復年輕的穴道◆

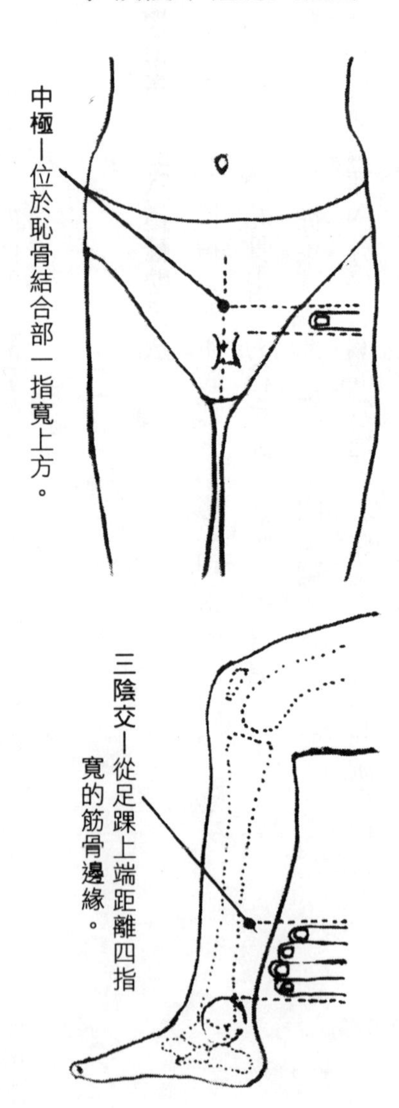

◆恢復年輕的穴道◆

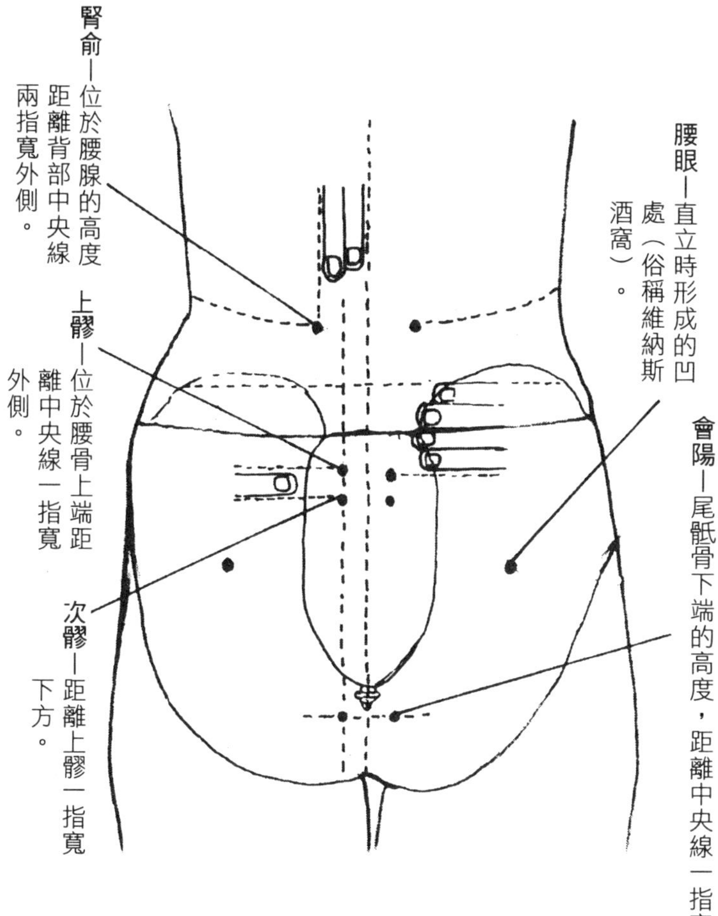
腎俞—位於腰腺的高度距離背部中央線兩指寬外側。
上髎—位於腰骨上端距離中央線一指寬外側。
次髎—距離上髎一指寬下方。
腰眼—直立時形成的凹處（俗稱維納斯酒窩）。
會陽—尾骶骨下端的高度，距離中央線一指寬外側。

③「上髎」「次髎」位於骶骨的腰骨上方。骶骨是將手繞至後方，中指尖端按於尾骶骨手掌所接觸的部分。

「上髎」的尋找法如下，在身體橫側由腰帶下端所接觸腰骨部位，從連結左右腰骨線上，距離四指寬下方，從背部中央線距離一指寬外側。

「次髎」位於「上髎」距離一指寬下方。

④「會陽」位於尾骶骨下端，從背部中央線距離一指寬外側。

⑤「腰眼」臀的中央部。直立時形成凹狀處。

背部和腰部穴道無法自行指壓，請家人指壓的方式最理想，施壓者坐於受壓者身體側，以兩手拇指按於穴道，附合體重指壓，若是女性施壓者，沒有適當的力量時，可使用高爾夫球按於穴道，以手掌由球上轉壓。

若是自行指壓時，在「腎俞」「會陽」「腰眼」處使用高爾夫球，左右成對的穴道是以仰臥於側邊按住高爾夫球，而另一側邊膝蓋豎起，向內側傾倒，一面調整力量一面適度的刺激。

骶骨上的「上髎」「次髎」以溫冷刺激，使用懷爐緩慢的溫熱，接著以冰枕冰涼，各為五分鐘做二次，遵守溫冷的順序進行刺激。

第五章 頭腦活性化的氣功法

1 治療肩膀、頭部痠痛的氣功法

禿頭、白髮、脫毛，或「昏頭昏腦」症狀者，其共同症狀為受到肩膀、頭部痠痛所困擾。

肩與頭痠痛，由於精神疲勞或肌肉的緊張、血液循環不順暢所導致，亦是血液滯留的狀態所引起。

如此的肩與頭狀態，是解除頭部煩惱最大障礙，血液由心臟輸送至身體末梢，其途中的肩膀和頭部血液循環不順暢，即上方的頭部血行滯塞。

此種狀態之下，只藉著頭部穴道療法活性化頭部，效果不彰。穴道療法是為促進頭皮和腦部新陳代謝，但是，血液流至頭部前已呈滯留狀態，使頭部缺乏不可或缺的氧氣，即使作穴道療法也無效果。因此，不僅需要促進全身的血液循環暢流也要輸入新鮮氧氣，才能有效治療。

穴道療法雖具療效，最近，成為熱門話題的漢方另一種治療法為氣功法，對於身體吸收充分氧氣頗具效果。本章說明氣功和體操混合法，一方面消除痠痛，一方面吸入新鮮氧氣的健康療法。

首先，介紹肩或頭部運動，促進頭部血液循環的體操。

活性化肩膀的體操

①首先，將手臂力量鬆弛，輕輕往下垂，同時，全身也保持鬆解狀態。

②接著，用力的聳緊肩膀又突然放下肩，反覆十次。

③全身力量鬆弛，手臂輕鬆的下垂。

④接著，一面吸氣，一面將手平舉再上舉，以手臂上舉的姿勢踮起腳尖，盡量的伸展手腳後，停止呼吸。

⑤再慢慢吐氣，腳跟著地，手臂放下，回復原來姿勢。

•這種運動能供給氧氣至腦部，促進新陳代謝，消除疲勞因素，以及使腦部機能恢復正常，主要以深呼吸的要領吸氣和吐氣，在呼吸中完成動作，反覆十次。

⑥頭部體操以向左或右轉動或向左右傾斜的動作。請必須從右邊開始做。

臉部朝向正面，向右轉動一周再向左回轉，回復原來正面位置後，再向前後傾倒，最後向右左傾斜。以上的連續動作反覆五次。

⑦連續動作後，右轉左轉各交互五次。

⑧最後，以手掌敲頭頂十次而結束動作。

只做此運動即能充分促進血液循環，使腦部清晰。但是，肩膀痠痛嚴重者，可做以下介紹的體操。

消除肩膀痠痛的體操

①兩手握拳，移至臉前，手掌側朝臉，手指緊密相觸，兩軸也接觸一起。

②維持手的這種高度，然後將肩胛骨靠背部中央的動作，迅速的拉開。

做上項體操，頸部和肩膀痠痛，必然緩和許多。

◆消除肩膀痠痛◆

①全身力量鬆弛，用力聳肩又突然垂下肩。

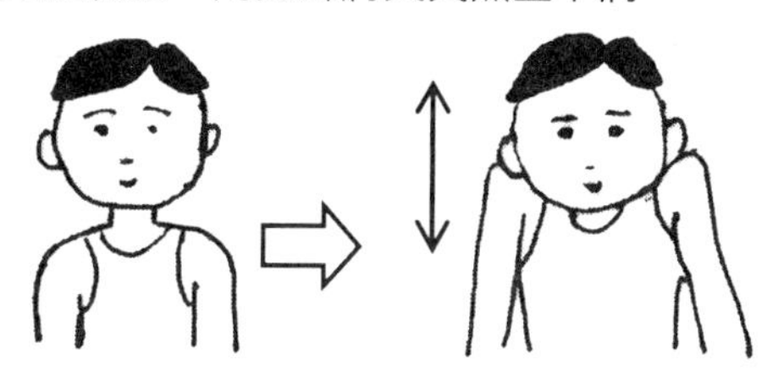

②一面吸氣，一面將手臂平舉再往上舉，一面吐氣，一面放回手臂。

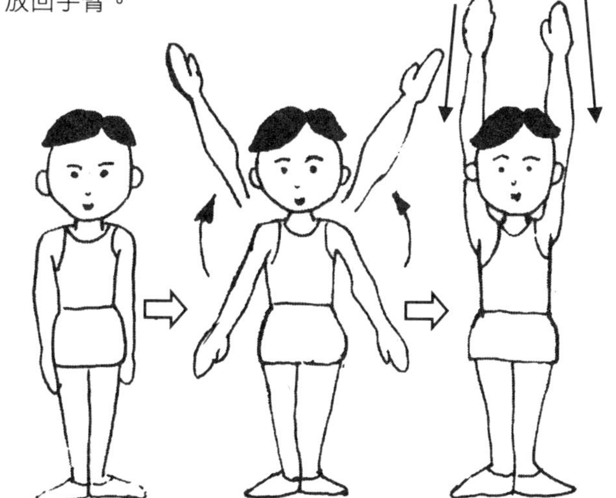

③頭部由右方轉至左方後，由左方回轉至右方，然後，向左右傾斜，反覆各五次。

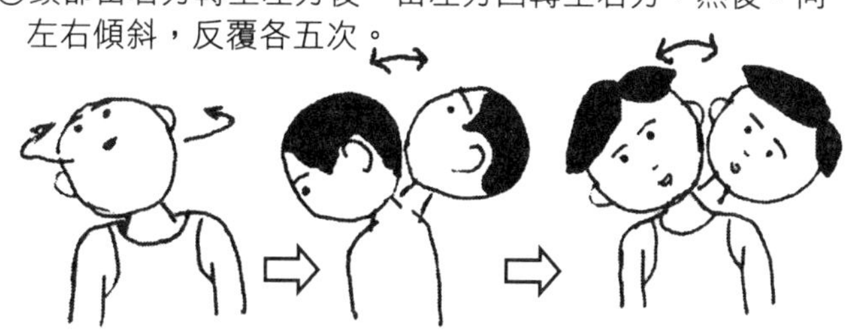

2 長生不老的五分鐘體操

不論頭髮或頭腦，大多由血液循環不順暢造成各種弊病。頭部分佈動脈也佈滿無數的微血管，老人性禿頭、癡呆症，都是末梢血管血行不良為起因，是老化現象的一種。因此，採取末梢血管血液暢通法，消除全身疲勞，阻擋老化的進行，使傾向衰弱身體又恢復活性化功能。

以下介紹的體操，是模仿貓的動作。老虎或貓等貓科動物，在睡醒時都吸吸氣做獨特的伸展運動。全身盡情的伸展，是使新鮮血液暢通至末梢血管的最佳方法。

早晨醒來時不需耗費體力，在床上做的簡單體操，像貓般盡情伸展手足，同時進行深呼吸。因此，不擅於運動者、中老年人、女性都可以做。只需五分鐘時間。

起床前的五分鐘體操

①俯臥，兩足伸直，兩手緊貼身體，全身保持鬆弛。

◆起床前的五分鐘體操◆

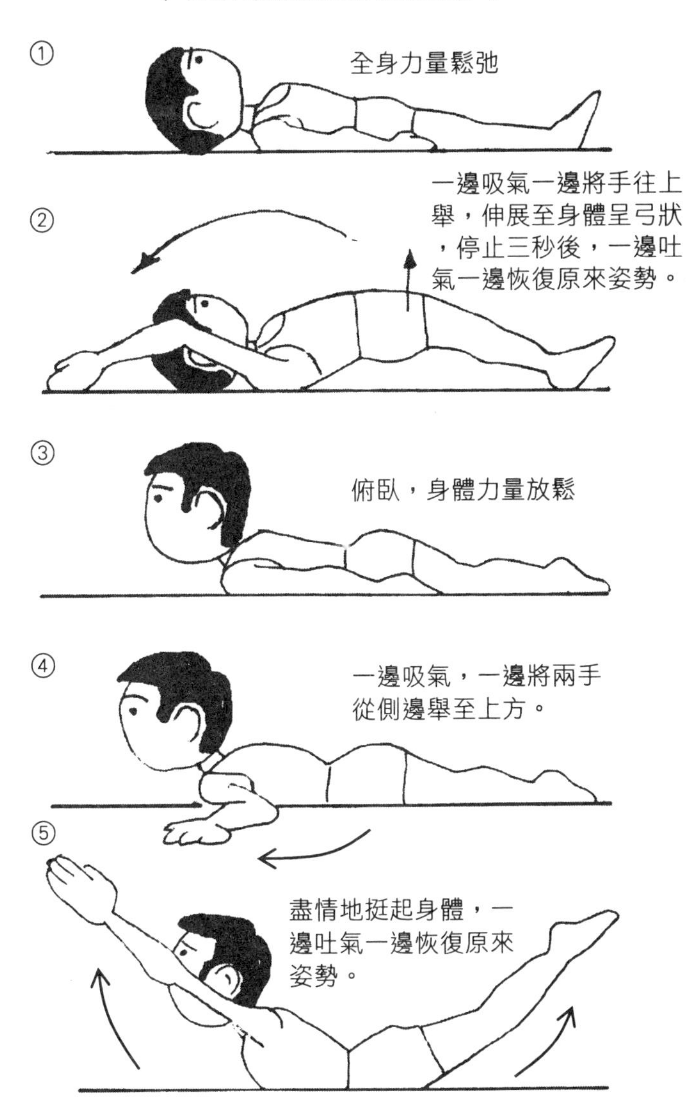
①
全身力量鬆弛
②
一邊吸氣一邊將手往上
舉，伸展至身體呈弓狀
，停止三秒後，一邊吐
氣一邊恢復原來姿勢。
③
俯臥，身體力量放鬆
④
一邊吸氣，一邊將兩手
從側邊舉至上方。
⑤
盡情地挺起身體，一
邊吐氣一邊恢復原來
姿勢。

②一邊緩和地吸氣，兩手慢慢舉到上面後，伸直到頭上。緩慢的吸氣。

③手臂盡情伸直後，腳尖也伸展至腰部浮出，身體呈弓狀，全身盡量伸直後，停止吸氣二、三秒，維持這種姿勢。

④經過二、三秒後，慢慢放下腰，一邊吐氣，一邊將手放回身體側邊，全身力量放鬆。

⑤接著，俯臥姿勢，將手置於身體側邊，足伸長，放鬆全身力量。

⑥緩慢吸氣，手和腳尖稍加力量，手平舉後伸至頭上，手指和腳趾尖加力，停止吸氣，身體盡量挺起，維持這種姿勢二、三秒，身體呈弓狀，雙腳分開與肩膀同寬度。

⑦經過二、三秒後，身體和手足都放下。

⑧一邊吐氣一邊將手放回原位，全身放輕鬆。

此時，最主要不僅是手足伸直，呼吸也十分重要。做深呼吸一次完成動作，早晨睡醒立刻進行，不需五分鐘時間，動作又簡單，熟練後增加為十次最理想。

以上，頭部活性化療法全部結束。在工作崗位或家庭中，隨時進行，全身就有舒爽感，同時充滿精沛活力。不僅如此，不久後頭髮也呈現烏黑亮麗，亦能恢復青春。頭部加以活性化使青春永駐，人生才更完美。

大展出版社有限公司
品冠文化出版社

圖書目錄

地址：台北市北投區(石牌)
致遠一路二段 12 巷 1 號
郵撥：01669551＜大展＞
19346241＜品冠＞
電話：(02) 28236031
28236033
28233123
傳真：(02) 28272069

・熱門新知・品冠編號 67

1. 圖解基因與 DNA （精） 中原英臣主編 230 元
2. 圖解人體的神奇 （精） 米山公啟主編 230 元
3. 圖解腦與心的構造 （精） 永田和哉主編 230 元
4. 圖解科學的神奇 （精） 鳥海光弘主編 230 元
5. 圖解數學的神奇 （精） 柳 谷 晃著 250 元
6. 圖解基因操作 （精） 海老原充主編 230 元
7. 圖解後基因組 （精） 才園哲人著 230 元
8. 圖解再生醫療的構造與未來 才園哲人著 230 元
9. 圖解保護身體的免疫構造 才園哲人著 230 元
10. 90 分鐘了解尖端技術的結構 志村幸雄著 280 元

・名人選輯・品冠編號 671

1. 佛洛伊德 傅陽主編 200 元
2. 莎士比亞 傅陽主編 200 元
3. 蘇格拉底 傅陽主編 200 元
4. 盧梭 傅陽主編 200 元

・圍棋輕鬆學・品冠編號 68

1. 圍棋六日通 李曉佳編著 160 元
2. 布局的對策 吳玉林等編著 250 元
3. 定石的運用 吳玉林等編著 280 元
4. 死活的要點 吳玉林等編著 250 元

・象棋輕鬆學・品冠編號 69

1. 象棋開局精要 方長勤審校 280 元
2. 象棋中局薈萃 言穆江著 280 元

・生活廣場・品冠編號 61

1. 366 天誕生星 李芳黛譯 280 元

2. 366天誕生花與誕生石	李芳黛譯	280元
3. 科學命相	淺野八郎著	220元
4. 已知的他界科學	陳蒼杰譯	220元
5. 開拓未來的他界科學	陳蒼杰譯	220元
6. 世紀末變態心理犯罪檔案	沈永嘉譯	240元
7. 366天開運年鑑	林廷宇編著	230元
8. 色彩學與你	野村順一著	230元
9. 科學手相	淺野八郎著	230元
10. 你也能成為戀愛高手	柯富陽編著	220元
11. 血型與十二星座	許淑瑛編著	230元
12. 動物測驗—人性現形	淺野八郎著	200元
13. 愛情、幸福完全自測	淺野八郎著	200元
14. 輕鬆攻佔女性	趙奕世編著	230元
15. 解讀命運密碼	郭宗德著	200元
16. 由客家了解亞洲	高木桂藏著	220元

・女醫師系列・品冠編號 62

1. 子宮內膜症	國府田清子著	200元
2. 子宮肌瘤	黑島淳子著	200元
3. 上班女性的壓力症候群	池下育子著	200元
4. 漏尿、尿失禁	中田真木著	200元
5. 高齡生產	大鷹美子著	200元
6. 子宮癌	上坊敏子著	200元
7. 避孕	早乙女智子著	200元
8. 不孕症	中村春根著	200元
9. 生理痛與生理不順	堀口雅子著	200元
10. 更年期	野末悅子著	200元

・傳統民俗療法・品冠編號 63

1. 神奇刀療法	潘文雄著	200元
2. 神奇拍打療法	安在峰著	200元
3. 神奇拔罐療法	安在峰著	200元
4. 神奇艾灸療法	安在峰著	200元
5. 神奇貼敷療法	安在峰著	200元
6. 神奇薰洗療法	安在峰著	200元
7. 神奇耳穴療法	安在峰著	200元
8. 神奇指針療法	安在峰著	200元
9. 神奇藥酒療法	安在峰著	200元
10. 神奇藥茶療法	安在峰著	200元
11. 神奇推拿療法	張貴荷著	200元
12. 神奇止痛療法	漆 浩 著	200元
13. 神奇天然藥食物療法	李琳編著	200元

14. 神奇新穴療法　吳德華編著　200 元
15. 神奇小針刀療法　韋丹主編　200 元

・常見病藥膳調養叢書・品冠編號 631

1. 脂肪肝四季飲食　蕭守貴著　200 元
2. 高血壓四季飲食　秦玖剛著　200 元
3. 慢性腎炎四季飲食　魏從強著　200 元
4. 高脂血症四季飲食　薛輝著　200 元
5. 慢性胃炎四季飲食　馬秉祥著　200 元
6. 糖尿病四季飲食　王耀獻著　200 元
7. 癌症四季飲食　李忠著　200 元
8. 痛風四季飲食　魯焰主編　200 元
9. 肝炎四季飲食　王虹等著　200 元
10. 肥胖症四季飲食　李偉等著　200 元
11. 膽囊炎、膽石症四季飲食　謝春娥著　200 元

・彩色圖解保健・品冠編號 64

1. 瘦身　主婦之友社　300 元
2. 腰痛　主婦之友社　300 元
3. 肩膀痠痛　主婦之友社　300 元
4. 腰、膝、腳的疼痛　主婦之友社　300 元
5. 壓力、精神疲勞　主婦之友社　300 元
6. 眼睛疲勞、視力減退　主婦之友社　300 元

・休閒保健叢書・品冠編號 641

1. 瘦身保健按摩術　聞慶漢主編　200 元
2. 顏面美容保健按摩術　聞慶漢主編　200 元
3. 足部保健按摩術　聞慶漢主編　200 元
4. 養生保健按摩術　聞慶漢主編　280 元

・心 想 事 成・品冠編號 65

1. 魔法愛情點心　結城莫拉著　120 元
2. 可愛手工飾品　結城莫拉著　120 元
3. 可愛打扮 & 髮型　結城莫拉著　120 元
4. 撲克牌算命　結城莫拉著　120 元

・少 年 偵 探・品冠編號 66

1. 怪盜二十面相　（精）　江戶川亂步著　特價 189 元
2. 少年偵探團　（精）　江戶川亂步著　特價 189 元

3. 妖怪博士　（精）　江戶川亂步著　特價 189 元
4. 大金塊　（精）　江戶川亂步著　特價 230 元
5. 青銅魔人　（精）　江戶川亂步著　特價 230 元
6. 地底魔術王　（精）　江戶川亂步著　特價 230 元
7. 透明怪人　（精）　江戶川亂步著　特價 230 元
8. 怪人四十面相　（精）　江戶川亂步著　特價 230 元
9. 宇宙怪人　（精）　江戶川亂步著　特價 230 元
10. 恐怖的鐵塔王國　（精）　江戶川亂步著　特價 230 元
11. 灰色巨人　（精）　江戶川亂步著　特價 230 元
12. 海底魔術師　（精）　江戶川亂步著　特價 230 元
13. 黃金豹　（精）　江戶川亂步著　特價 230 元
14. 魔法博士　（精）　江戶川亂步著　特價 230 元
15. 馬戲怪人　（精）　江戶川亂步著　特價 230 元
16. 魔人銅鑼　（精）　江戶川亂步著　特價 230 元
17. 魔法人偶　（精）　江戶川亂步著　特價 230 元
18. 奇面城的秘密　（精）　江戶川亂步著　特價 230 元
19. 夜光人　（精）　江戶川亂步著　特價 230 元
20. 塔上的魔術師　（精）　江戶川亂步著　特價 230 元
21. 鐵人Q　（精）　江戶川亂步著　特價 230 元
22. 假面恐怖王　（精）　江戶川亂步著　特價 230 元
23. 電人M　（精）　江戶川亂步著　特價 230 元
24. 二十面相的詛咒　（精）　江戶川亂步著　特價 230 元
25. 飛天二十面相　（精）　江戶川亂步著　特價 230 元
26. 黃金怪獸　（精）　江戶川亂步著　特價 230 元

・武　術　特　輯・大展編號 10

1. 陳式太極拳入門　馮志強編著　180 元
2. 武式太極拳　郝少如編著　200 元
3. 中國跆拳道實戰 100 例　岳維傳著　220 元
4. 教門長拳　蕭京凌編著　150 元
5. 跆拳道　蕭京凌編譯　180 元
6. 正傳合氣道　程曉鈴譯　200 元
7. 實用雙節棍　吳志勇編著　200 元
8. 格鬥空手道　鄭旭旭編著　200 元
9. 實用跆拳道　陳國榮編著　200 元
10. 武術初學指南　李文英、解守德編著　250 元
11. 泰國拳　陳國榮著　180 元
12. 中國式摔跤　黃　斌編著　180 元
13. 太極劍入門　李德印編著　180 元
14. 太極拳運動　運動司編　250 元
15. 太極拳譜　清・王宗岳等著　280 元
16. 散手初學　冷　峰編著　200 元
17. 南拳　朱瑞琪編著　180 元

18. 吳式太極劍　王培生著　200 元
19. 太極拳健身與技擊　王培生著　250 元
20. 秘傳武當八卦掌　狄兆龍著　250 元
21. 太極拳論譚　沈 壽著　250 元
22. 陳式太極拳技擊法　馬 虹著　250 元
23. 二十四式／三十二式太極拳／劍　闞桂香著　180 元
24. 楊式秘傳 129 式太極長拳　張楚全著　280 元
25. 楊式太極拳架詳解　林炳堯著　280 元
26. 華佗五禽劍　劉時榮著　180 元
27. 太極拳基礎講座：基本功與簡化 24 式　李德印著　250 元
28. 武式太極拳精華　薛乃印著　200 元
29. 陳式太極拳拳理闡微　馬 虹著　350 元
30. 陳式太極拳體用全書　馬 虹著　400 元
31. 張三豐太極拳　陳占奎著　200 元
32. 中國太極推手　張 山主編　300 元
33. 48 式太極拳入門　門惠豐編著　220 元
34. 太極拳奇人奇功　嚴翰秀編著　250 元
35. 心意門秘籍　李新民編著　220 元
36. 三才門乾坤戊己功　王培生編著　220 元
37. 武式太極劍精華＋VCD　薛乃印編著　350 元
38. 楊式太極拳　傅鐘文演述　200 元
39. 陳式太極拳、劍 36 式　闞桂香編著　250 元
40. 正宗武式太極拳　薛乃印著　220 元
41. 杜元化＜太極拳正宗＞考析　王海洲等著　300 元
42. ＜珍貴版＞陳式太極拳　沈家楨著　280 元
43. 24 式太極拳＋VCD　中國國家體育總局著　350 元
44. 太極推手絕技　安在峰編著　250 元
45. 孫祿堂武學錄　孫祿堂著　300 元
46. ＜珍貴本＞陳式太極拳精選　馮志強著　280 元
47. 武當趙堡太極拳小架　鄭悟清傳授　250 元
48. 太極拳習練知識問答　邱丕相主編　220 元
49. 八法拳 八法槍　武世俊著　220 元
50. 地趟拳＋VCD　張憲政著　350 元
51. 四十八式太極拳＋DVD　楊 靜演示　400 元
52. 三十二式太極劍＋VCD　楊 靜演示　300 元
53. 隨曲就伸 中國太極拳名家對話錄　余功保著　300 元
54. 陳式太極拳五功八法十三勢　闞桂香著　200 元
55. 六合螳螂拳　劉敬儒等著　280 元
56. 古本新探華佗五禽戲　劉時榮編著　180 元
57. 陳式太極拳養生功＋VCD　陳正雷著　350 元
58. 中國循經太極拳二十四式教程　李兆生著　300 元
59. ＜珍貴本＞太極拳研究　唐豪・顧留馨著　250 元
60. 武當三豐太極拳　劉嗣傳著　300 元
61. 楊式太極拳體用圖解　崔仲三編著　400 元

62. 太極十三刀	張耀忠編著	230 元
63. 和式太極拳譜＋VCD	和有祿編著	450 元
64. 太極內功養生術	關永年著	300 元
65. 養生太極推手	黃康輝編著	280 元
66. 太極推手祕傳	安在峰編著	300 元
67. 楊少侯太極拳用架真詮	李璉編著	280 元
68. 細說陰陽相濟的太極拳	林冠澄著	350 元
69. 太極內功解祕	祝大彤編著	280 元
70. 簡易太極拳健身功	王建華著	180 元
71. 楊氏太極拳真傳	趙斌等著	380 元
72. 李子鳴傳梁式直趟八卦六十四散手掌	張全亮編著	200 元
73. 炮捶 陳式太極拳第二路	顧留馨著	330 元
74. 太極推手技擊傳真	王鳳鳴編著	300 元
75. 傳統五十八式太極劍	張楚全編著	200 元
76. 新編太極拳對練	曾乃梁編著	280 元
77. 意拳拳學	王薌齋創始	280 元
78. 心意拳練功竅要	馬琳璋著	300 元
79. 形意拳搏擊的理與法	買正虎編著	300 元
80. 拳道功法學	李玉柱編著	300 元
81. 精編陳式太極拳拳劍刀	武世俊編著	300 元
82. 現代散打	梁亞東編著	200 元
83. 形意拳械精解（上）	邸國勇編著	480 元
84. 形意拳械精解（下）	邸國勇編著	480 元
85. 楊式太極拳詮釋【理論篇】	王志遠編著	200 元
86. 楊式太極拳詮釋【練習篇】	王志遠編著	280 元
87. 中國當代太極拳精論集	余功保主編	500 元
88. 八極拳運動全書	安在峰編著	480 元
89. 陳氏太極長拳 108 式＋VCD	王振華著	350 元

・彩色圖解太極武術・大展編號 102

1. 太極功夫扇	李德印編著	220 元
2. 武當太極劍	李德印編著	220 元
3. 楊式太極劍	李德印編著	220 元
4. 楊式太極刀	王志遠著	220 元
5. 二十四式太極拳(楊式)＋VCD	李德印編著	350 元
6. 三十二式太極劍(楊式)＋VCD	李德印編著	350 元
7. 四十二式太極劍＋VCD	李德印編著	350 元
8. 四十二式太極拳＋VCD	李德印編著	350 元
9. 16 式太極拳 18 式太極劍＋VCD	崔仲三著	350 元
10. 楊氏 28 式太極拳＋VCD	趙幼斌著	350 元
11. 楊式太極拳 40 式＋VCD	宗維潔編著	350 元
12. 陳式太極拳 56 式＋VCD	黃康輝等著	350 元
13. 吳式太極拳 45 式＋VCD	宗維潔編著	350 元

14. 精簡陳式太極拳 8 式、16 式	黃康輝編著	220 元
15. 精簡吳式太極拳<36 式拳架・推手>	柳恩久主編	220 元
16. 夕陽美功夫扇	李德印著	220 元
17. 綜合 48 式太極拳＋VCD	竺玉明編著	350 元
18. 32 式太極拳（四段）	宗維潔演示	220 元
19. 楊氏 37 式太極拳＋VCD	趙幼斌著	350 元
20. 楊氏 51 式太極劍＋VCD	趙幼斌著	350 元

・國際武術競賽套路・大展編號 103

1. 長拳	李巧玲執筆	220 元
2. 劍術	程慧琨執筆	220 元
3. 刀術	劉同為執筆	220 元
4. 槍術	張躍寧執筆	220 元
5. 棍術	殷玉柱執筆	220 元

・簡化太極拳・大展編號 104

1. 陳式太極拳十三式	陳正雷編著	200 元
2. 楊式太極拳十三式	楊振鐸編著	200 元
3. 吳式太極拳十三式	李秉慈編著	200 元
4. 武式太極拳十三式	喬松茂編著	200 元
5. 孫式太極拳十三式	孫劍雲編著	200 元
6. 趙堡太極拳十三式	王海洲編著	200 元

・導引養生功・大展編號 105

1. 疏筋壯骨功＋VCD	張廣德著	350 元
2. 導引保建功＋VCD	張廣德著	350 元
3. 頤身九段錦＋VCD	張廣德著	350 元
4. 九九還童功＋VCD	張廣德著	350 元
5. 舒心平血功＋VCD	張廣德著	350 元
6. 益氣養肺功＋VCD	張廣德著	350 元
7. 養生太極扇＋VCD	張廣德著	350 元
8. 養生太極棒＋VCD	張廣德著	350 元
9. 導引養生形體詩韻＋VCD	張廣德著	350 元
10. 四十九式經絡動功＋VCD	張廣德著	350 元

・中國當代太極拳名家名著・大展編號 106

1. 李德印太極拳規範教程	李德印著	550 元
2. 王培生吳式太極拳詮真	王培生著	500 元
3. 喬松茂武式太極拳詮真	喬松茂著	450 元
4. 孫劍雲孫式太極拳詮真	孫劍雲著	350 元

國家圖書館出版品預行編目資料

頭部穴道保健術／柯富陽主編
－初版－臺北市，品冠，民96
面；21公分－（休閒保健叢書；5）
ISBN 978-957-468-523-3（平裝）
1.經穴　2.按摩
413.912　　96001424

頭部穴道保健術

ISBN 978-957-468-523-3

主 編 者／柯　富　陽
發 行 人／蔡　孟　甫
出 版 者／品冠文化出版社
社　　址／台北市北投區（石牌）致遠一路2段12巷1號
電　　話／(02) 28233123・28236031・28236033
傳　　真／(02) 28272069
郵政劃撥／19346241(品冠)
網　　址／www.dah-jaan.com.tw
E-mail／service@dah-jaan.com.tw
承 印 者／國順文具印刷行
裝　　訂／建鑫印刷裝訂有限公司
排 版 者／千兵企業有限公司
初版1刷／2007年（民96年） 4月

定　價／180元

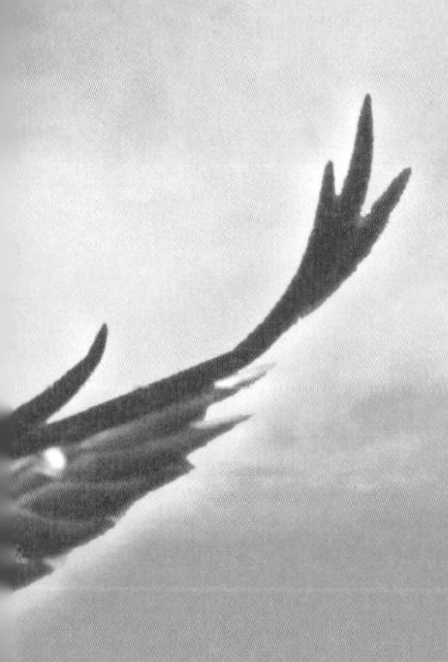

大展好書　好書大展

品嘗好書　冠群可期

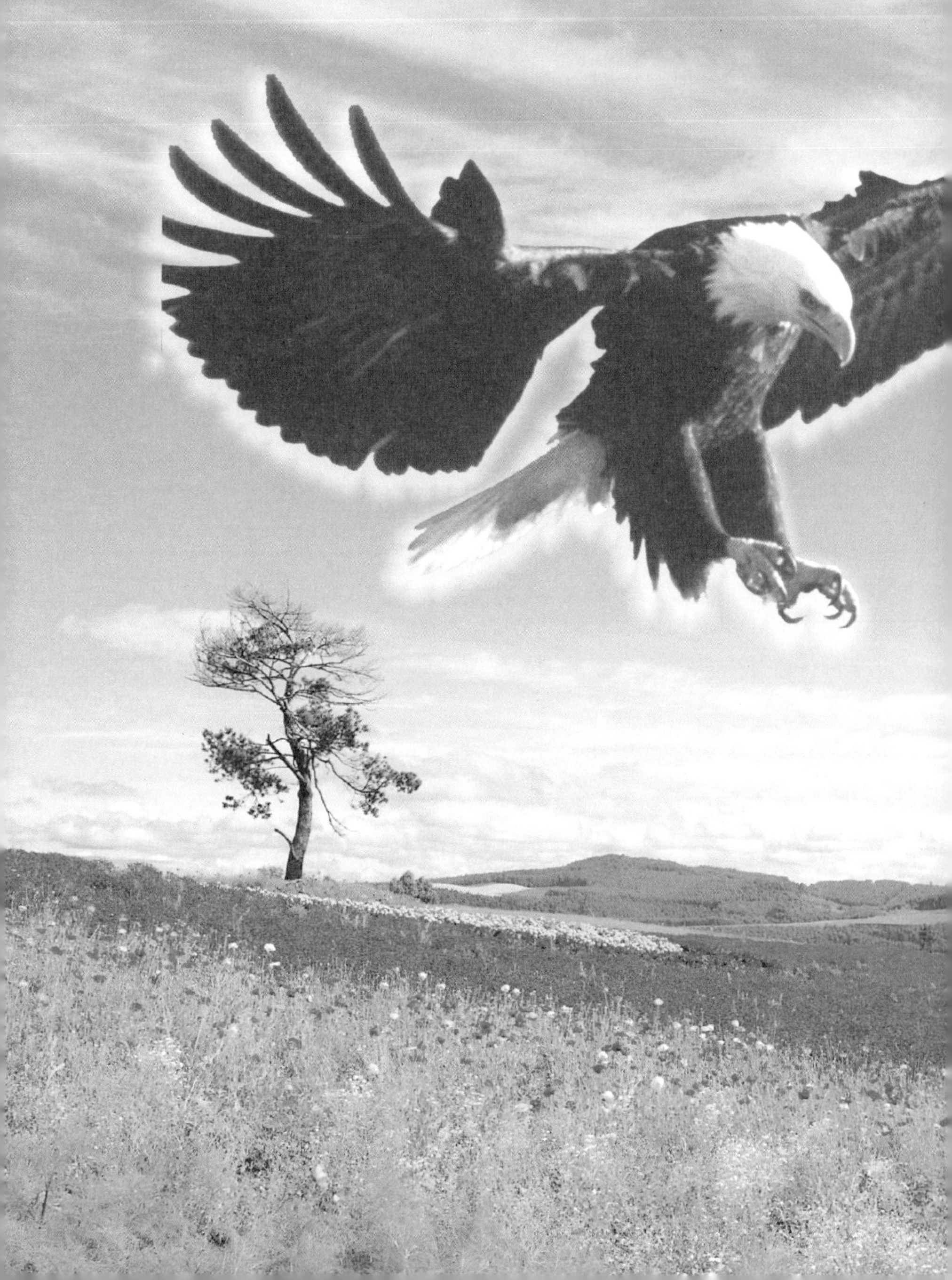